食管癌胃癌的早期防治

王国祥　主编

中国科学技术出版社
·北 京·

图书在版编目（CIP）数据

食管癌胃癌的早期防治/王国祥主编. —北京：中国科学技术出版社，2019.11
ISBN 978-7-5046-8426-4

Ⅰ.①食…　Ⅱ.①王…　Ⅲ.①食管癌—防治　②胃癌—防治　Ⅳ.①R735

中国版本图书馆CIP数据核字（2019）第231518号

策划编辑	王晓义
责任编辑	李　尊
封面设计	孙雪骊
责任校对	焦　宁
责任印制	徐　飞

出　　版	中国科学技术出版社
发　　行	中国科学技术出版社有限公司发行部
地　　址	北京市海淀区中关村南大街16号
邮　　编	100081
发行电话	010-62173865
传　　真	010-62179148
网　　址	http://www.cspbooks.com.cn

开　　本	720mm×1000mm　1/16
字　　数	115千字
印　　张	6.25
版　　次	2019年11月第1版
印　　次	2019年11月第1次印刷
印　　刷	北京博海升彩色印刷有限公司
书　　号	ISBN 978-7-5046-8426-4/R·2461
定　　价	39.00元

编委会

主　　编　王国祥

编　　委（按姓氏笔画排序）

王宏刚　王雪飞　汤斌斌　吴正滔

余　光　张可慧　陈智嵩　金玲玲

周晶晶　项艳丽　祝旭清　莫菲菲

顾阿君　顾展硕　黄　剑　缪杨德

序

　　我国是食管癌和胃癌的高发国家，食管癌每年新发病例占全世界食管癌新发病例的49.0%，胃癌每年新发病例占全世界胃癌新发病例的42.6%。因此，降低我国食管癌和胃癌的发病率和病死率是亟待解决的重大公共卫生问题。早期发现、早期诊断和早期治疗被认为是目前解决这一问题的关键。

　　内镜是发现和治疗早期食管癌和胃癌的"利器"，消化内镜医生是食管癌和胃癌早诊早治的主力军。近年来，随着我国经济水平的迅猛发展，许多医院的内镜设备也迅速更新换代，有了高清内镜、放大内镜、各种电子染色内镜、共聚焦内镜等各种先进的"武器"，和国际先进水平保持同步。然而，我国早期食管癌和胃癌诊断水平提高得并不迅速，并没有能完全和国际先进水平同步。这其中很重要的原因在于对早期食管癌和胃癌的内镜下表现认识不够。同时，对于手中的武器——内镜的各种先进功能不熟悉，不能采用合理的检查策略，进行灵活的运用。所以，虽然有先进的"武器"，但并不能发挥其最大的功效。

　　为进一步提高消化内镜医生早期食管癌和胃癌的诊断能力，并增加广大的非消化科医生和非医务工作者对食管癌和胃癌的早期防治的认识，浙江省台州市立医院王国祥主任带领的团队经过10余年的消化内镜及消化道肿瘤诊治的积累，编撰了本书。本书不仅讲述了食管、胃结构及其功能和食管癌、胃癌的发生发展及演变过程，而且还介绍了食管癌、胃癌的早期预防等知识。同时，还进一步详尽阐述了食管癌、胃癌的早期诊断、治疗及预后，以及目前对于食管癌、胃癌的治疗方法和技术，尤其是对于早期食管癌、胃癌的内镜下诊断及内镜治疗进行了精彩的讲解。本书由浅入深，通俗易懂，不仅适合广大消化界同人研读学习，也适合广大普通读者阅读学习以提高防病治病意识。

　　本书理论性与实践性兼备，内容全面、翔实，文图并茂，是一本很好的早期与进展期食管癌和胃癌预防与诊治的参考书，值得广大消化内镜医生和其他读者研读学习。

前　　言

　　当前，食管癌和胃癌已成为严重威胁人们生命的恶性肿瘤。2013年，我国食管癌新发27.7万例，病死20.6万例；胃癌新发42.7万例，病死30.1万例。食管癌病死病例在全国恶性肿瘤病死病例排位中居第4位，胃癌病死病例居第3位。"早预防、早发现、早诊断、早治疗"是食管癌和胃癌防治工作的基本策略和关键。为增强全民的防病意识，提高早期诊断率，减少食管癌、胃癌的病死率，有必要普及基础防治知识。

　　本书围绕食管癌、胃癌的早期、进展期的防治知识，在介绍食管、胃的结构、功能等基本生理知识的基础上，一方面，讲述如何发现早期的食管癌、胃癌，早期诊断手段，有效治疗技术——内镜黏膜下剥离术，以及预后、随访与预防知识；另一方面，简要地介绍了食管癌、胃癌的转移知识，进展期食管癌、胃癌的综合治疗技术——外科手术治疗、放化疗、靶向治疗。书中还整理收录了非癌的食管和胃的其他疾病及新的诊治手段，包括：①食管和胃黏膜下肿瘤的隧道切除技术、内镜挖出技术、双镜联合治疗；②贲门失弛缓症内镜治疗；③食管和胃胶囊内镜检查。为使广大的非消化科医师和内镜医师能更好地了解上消化道癌的内镜诊治方法，本书还附有大量照片和示意图，旨在使大家更直观地了解有关内镜诊疗的方法。同时，通过阅读本书，使广大读者对食管癌和胃癌的发生及演变经过及治疗措施等有一定的了解，从而提高全民对食管癌和胃癌早期防治的重视。

　　浙江省台州市立医院消化科近10余年来一直把内镜作为学科的特色和主攻方向，不断探索，积累了一定的经验。为了普及消化内镜在食管癌和胃癌诊治知识与技术，笔者以消化科的工作为基础，结合自己的经验和体会，翻阅了大量的文献资料，并邀请国内在该领域有专长的专家徐美东教授指导编写了本书，在此表示衷心的感谢。由于编撰时间及撰写水平有限，本书也必有诸多疏漏及不妥之处，还望各位读者及同道批评指正。

王国祥

2019年7月

目　　录

第1章　食管和胃的位置、解剖和功能

1.食管和胃的位置和解剖

（1）食管

食管是一个前后扁平的肌性管状器官，是消化管各部中最狭窄的部分。食管上端在第6颈椎体下缘平面与咽相续，向下沿脊柱的前面下降，经胸廓上口入胸腔，穿膈肌的食管裂孔，进入腹腔。下端约平第11胸椎体与胃的贲门相连接。食管可分为颈部、胸部和腹部（图1-1）。

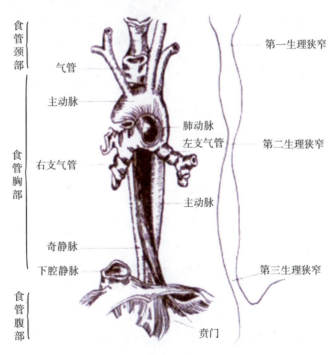

图1-1　食管的解剖位置和生理狭窄

①颈部：其前壁借疏松的结缔组织与气管贴近，后方与脊柱相邻，两侧

有颈部的大血管。

②胸部：前方自上而下依次有气管、左主支气管和心包，并隔心包与左心房相邻。该部上段的左前侧有主动脉弓。主动脉胸部最初在食管的左侧下降，以后逐渐转到食管的右后方。

③腹部：最短，与贲门相续。

食管有3处狭窄（图1-1）。第一处狭窄位于食管的起始处，第二处在食管与左主支气管的交叉处，第三处在食管穿膈肌处。上述3个狭窄常是食管损伤、炎症和肿瘤的好发部位。异物也易在此滞留。

（2）胃

胃是消化管各部中最膨大的部分，上连食管，下续十二指肠。胃的位置常因体型、体位和充盈程度不同而有较大变化。大部分位于左上腹，小部分位于剑突下。胃前壁右侧与肝脏相邻，左侧与膈肌相邻，前壁中间部分直接与腹前壁相贴。胃后壁与胰脏、横结肠、左肾上部相邻（图1-2）。

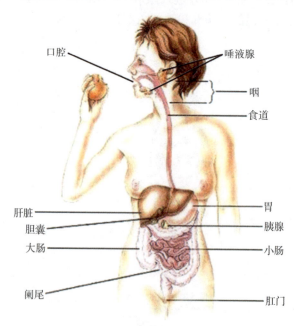

图1-2　胃在人体中的位置示意

胃分为前、后壁，大、小弯，入、出口。胃小弯凹向右上方，最低点弯度明显折转处称为角切迹；胃大弯凸向左下方。胃与食管的连接处是胃的入口，称为贲门；胃与十二指肠的连接处是胃的出口，称为幽门。通常将胃分成

4个部分：贲门附近的贲门部；贲门平面以上，向左上方膨出的胃底；自胃底向下至角切迹的部分为胃体；胃体与幽门之间的部分，称幽门部（图1-3）。

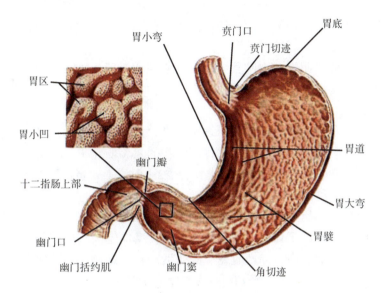

图1-3 胃的分区

2.食管和胃的功能

（1）食管的功能

食管的功能主要包括蠕动功能和分泌功能。

①蠕动功能：食团经吞咽后由咽腔进入食管上端，食管肌肉即发生波形蠕动，使食团沿食管下行至胃。食物在食管内移动的速度，以流体最快，糊状食物较慢，固体最慢。水在食管中只需1秒钟便到达食管下端。食管上括约肌是食团进入食管的第一个关口，有2个功能：防止吸气时空气进入食管；防止食物反流入咽腔，以免误入气管。食管下括约肌处的内压较胃内压高，可防止胃内容物反流入食管。吞咽时，食团尚未到达食管下括约肌之前，此括约肌松弛，内压下降，直到食团通过为止。如果提高腹内压，食管下括约肌的内压也随之提高，且提高的程度为胃内压的2～4倍，故胃内容物不能反流入口腔。

②分泌功能：食管的黏膜分布有单纯黏液腺，对食管起保护作用。在与胃的连接处，分布着复合黏液腺，分泌的黏液主要是防止进入的食物对黏膜

造成剥脱性损伤，同时可避免食管壁被胃反流的酸性液体损伤。

（2）胃的功能

胃除了运动与分泌的功能，还能对食物起到短暂的储存功能，并对食物进行初步的消化。

①储存功能：咀嚼、吞咽食物时，反射性通过迷走神经引起胃体、胃底肌肉舒张、容受性舒张，食物涌入胃内。食物有充分时间在胃内消化，缓慢地进入小肠。

②排空：食物入胃后，胃内压逐渐升高，把食糜间断地推进十二指肠。排空过程中，幽门括约肌限制每次排出食物的量，防止十二指肠内容物逆流入胃。一般排空水只需10分钟，糖类食物需2小时以上；蛋白质排空较慢，脂肪更慢，混合性食物需4~5小时。

③物理消化：胃壁的平滑肌微弱的持续性收缩（紧张性收缩），使胃腔具有一定压力，有助于胃液掺入食物、推动食糜向十二指肠移行。胃体向幽门方向进行的胃壁肌肉节律性收缩、舒张活动称为蠕动。蠕动使食物和胃液充分混合，搅拌磨碎食物，经幽门推送食糜入十二指肠。

④化学消化：胃分泌的胃蛋白酶原在胃酸和已激活的胃蛋白酶的作用下转变成有活性的胃蛋白酶。它能水解蛋白质成为较小的肽。由胃分泌的盐酸不仅能激活胃蛋白酶原，提供适宜的酸性环境，还能杀死随食物进入胃内的微生物，进入小肠后还可促进胰液、肠液、胆汁的分泌。

第2章　概说食管癌和胃癌

1.什么是食管癌和胃癌

食管癌是指发生于食管黏膜上皮的恶性肿瘤，是常见的消化道肿瘤，占所有恶性肿瘤的2%，占消化道恶性肿瘤的7%。发病部位以食管中、下段居多，各占食管癌40%以上。全世界每年约30万人死于食管癌。其发病率和死亡率各国差异很大。我国部分地区是食管癌的高发地区，每年因食管癌死亡者约21万，占全部恶性肿瘤死亡人数近1/5。我国食管癌的发病率有明显的地区差异，以太行山地区、秦岭东部地区、大别山区、四川北部地区、闽南和广东潮汕地区、苏北地区为高发区。发病年龄多在40岁以上，男性多于女性，为（1.3~3）：1。近年来，40岁以下发病者有增长趋势，70岁以后逐渐降低。由此可见，食管癌是中老年人的常见病。

胃癌是癌细胞病变发生于胃部的一种常见恶性肿瘤，可发生于胃的任何部位，但多见于胃窦部，尤其是胃小弯侧。近年来发生在贲门、胃体部的胃癌有上升趋势。胃癌包括腺癌、淋巴癌、恶性肉瘤、间质瘤等，90%以上是由胃黏膜腺体细胞恶变而来的腺癌。其发病率居各类肿瘤的首位，每年约有30万人死于胃癌，几乎接近全部恶性肿瘤死亡人数的1/4，且每年还有40万以上的新发胃癌患者。我国胃癌分布广泛，各地区死亡率差异明显，且有地理相对集中趋势。高死亡率出现在西北地区，如青海、宁夏、甘肃；较高死亡率出现在东北地区的辽宁、吉林、黑龙江和东南沿海地区的江苏、上海、福建、浙江等；低死亡率地区在四川、云南、贵州、广东及广西等。胃癌可发生于任何年龄，但以55~70岁多见，男性多于女性，约为2.2：1。

2.食管癌和胃癌的发生和分期

（1）食管癌的发生与分期

由鳞状上皮组织在食管内受到致癌物质或癌细胞的侵袭而导致组织细胞

的异常生长，引起食管癌的发生。临床上发现，导致食管癌的因素主要与亚硝胺慢性刺激、炎症与创伤、遗传因素，以及饮水、粮食和蔬菜中的微量元素含量有关。

在临床工作中，食管癌分期常有两层含义，即术后病理TNM（pTNM）分期和治疗前临床TNM（cTNM）分期。其中，cTNM分期的主要作用在于评估治疗前肿瘤综合情况，了解患者所处的病程阶段，据此选择最合理的治疗方案。而pTNM分期因各项客观指标在手术后病理报告中均能得到，且精确度高，目前已成常规，并不断得到完善和更新。其主要作用在于预测患者术后生存及用于疾病治疗效果的比较。

食管癌TNM分期中T、N、M的定义：①T代表肿瘤，T后面的数字越大，说明肿瘤浸润的越深，如T0表示无原发肿瘤证据；T1表示肿瘤侵犯食管黏膜固有层、黏膜肌层或黏膜下层；T2表示肿瘤侵犯食管肌层；T3表示肿瘤侵犯食管纤维膜；T4表示肿瘤侵犯食管周围结构（图2-1）。②N代表淋巴结转移的程度，N后面跟的数字越大，代表被癌肿累及的淋巴结越多。③M则代表转移，M后面是0则代表肿瘤没有远处转移，1则代表肿瘤已经转移。

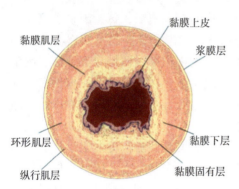

图2-1　食管组织层次

黏膜上皮
浆膜层
黏膜肌层
环形肌层
纵行肌层
黏膜下层
黏膜固有层

新分期的最大特点是对淋巴结N分期进行了进一步的细化。这一调整是通过大量的病例随访和统计分析后得出的。其理由是淋巴结转移数目可能影响患者术后长期生存率，同时专家建议尽可能广泛地清扫区域淋巴结，清扫总数不应少于12枚。

其次，新版TNM分期在原有肿瘤侵犯程度（T）、淋巴结转移（N）、远处转移（M）指标的基础上还引入了肿瘤的病理类型（鳞癌或腺癌）和分化程度（G）。G的分期代表着肿瘤细胞的分化程度，数字越大，分化越差，预后也就越差。

上述指标的充实和完善更有利于TNM分期的科学性、合理性和准确性，其中的关键点主要集中在评估肿瘤侵犯程度和淋巴结转移数目这两个方面。

（2）胃癌的发生与分期

胃壁分为4层：黏膜层、黏膜下层、肌层和浆膜层。胃癌始发于黏膜层，癌细胞不断增殖向黏膜层两侧横向生长，以后向黏膜下层纵向生长。胃癌的发生是一个缓慢的过程：从慢性胃炎→胃腺体萎缩→胃黏膜肠腺化生→异型增生→早期胃癌→进展期胃癌→胃癌周围浸润→远处转移。从异型增生到早期胃癌是一个质的转变过程，肿瘤组织一旦突破黏膜下层则意味着随时可发生肿瘤的浸润和转移。

2010年1月1日，美国癌症联合委员会（AJCC）及国际抗癌联盟（UICC）共同颁布了胃癌TNM分期标准（第7版）。

①胃癌胃壁浸润深度（T）

TX：癌浸润深度不明者。

T0：无癌。

T1：癌局限于黏膜层（M）或黏膜下层（SM）。

T2：癌浸润越过黏膜下层，但局限于固有肌层（MP）。

T3：癌浸润越过固有肌层，但局限于浆膜下组织（SS）。

T4：癌浸润达浆膜面或露出，或波及其他脏器。

侵及邻近结构——特指以下组织器官：脾脏、横结肠、肝、膈肌、胰腺、腹壁、肾上腺、肾脏、小肠及后腹膜。侵犯食管或十二指肠时，以包括胃病灶在内最深的侵犯为T标准。

②胃癌淋巴结转移程度

NX：区域淋巴结转移有无不明确者。

N0：区域淋巴结无转移。

N1~3：区域淋巴结有转移。

③胃癌的远处转移

M0：无远处转移。

M1：有远处转移。

3.哪些因素与食管癌和胃癌的发生相关

（1）食管癌的病因

①饮食习惯：长期吸烟和饮烈性酒，长期吃热烫食物，食物过硬而咀嚼不细等与食管癌的发生有一定关系。

②致癌物质：亚硝胺类化合物是一组很强的致癌物质。食管癌高发区河南林州居民喜食酸菜，此酸菜内即含亚硝胺。实践证明，食用酸菜量与食管癌发病率成正比。此外，常吃发霉的玉米、黄豆、花生、小麦等食物易引起食管癌。国内有人用发霉食物长期喂养鼠而诱发食管癌。

③遗传因素：人群的易感性与遗传或饮食习惯有关。食管癌具有比较显

著的家庭聚集现象，高发地区连续3代或3代以上出现食管癌患者的家庭屡见不鲜。

④癌前病变及其他疾病因素：如慢性食管炎症、食管上皮增生、食管黏膜损伤、普卢默-文森（Plummer-Vinson）综合征、食管憩室、食管溃疡、食管白斑、食管瘢痕狭窄、食管裂孔疝、贲门失弛缓症等均被认为是食管癌的癌前病变或癌前疾病（图2-2）。

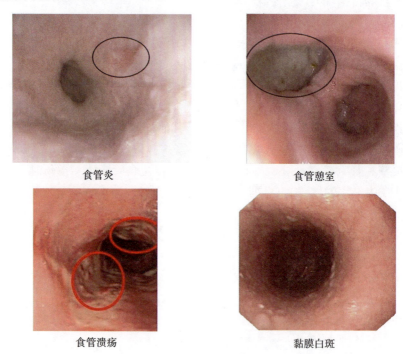

食管炎   食管憩室

食管溃疡   黏膜白斑

图2-2　食管癌前病变

⑤营养和微量元素：膳食中缺乏维生素、蛋白质及必需脂肪酸，可以使食管黏膜增生、间变，进一步可引起癌变。微量元素铁、钼、锌等的缺少也和食管癌发生有关。

（2）胃癌的病因

①饮食因素：饮食在胃癌发生中可产生重要影响，由于胃是重要消化器官，外界环境因素主要通过食物链进入人体。腌制食品对胃癌的发生与发展起促进作用。

新鲜蔬菜和水果富有维生素，而亚硝酸盐含量很低。维生素C和维生素E可抑制胃内亚硝胺类化合物形成，维生素A可防止上皮组织癌变，增强人体免疫能力。新鲜牛奶中富有维生素A和蛋白质胶体，可保护胃黏膜免受致癌物质的作用。许多研究证实胃癌患者和胃癌高发区常有上述物质缺乏和/或摄入过少。不良的饮食习惯（如进食快，喜进食高温食物、油炸类食物，进餐不定时，吸烟，饮酒及进餐时心情不好等）易引起自主神经系统平衡失调，造成胃黏膜损伤。地理环境因素、地质水系对胃癌发病率也有影响。

②幽门螺杆菌感染：近年来，一些研究证明，幽门螺杆菌（Hp）不仅是慢性活动性胃炎的病原菌，也是消化性溃疡和胃黏膜相关淋巴瘤的重要致病因子，而且还可能是胃癌的协同致癌因子。

③化学致癌物质：亚硝胺类化合物，严格地称为N–亚硝基化合物。亚硝酸盐主要来自食物中的硝酸盐，特别在大量使用氮肥后的蔬菜中，硝酸盐的含量极高。硝酸盐进入胃中经硝酸盐还原酶阳性细菌将其还原为亚硝酸盐。

多环芳烃类化合物，该类化合物是强烈的致癌物质之一，如存在于烟草中的3，4–苯并芘可导致肺癌的发生。由于吸烟时将部分烟雾吞入胃中，故吸烟者胃癌的发病率比不吸烟者高1.58倍。

石棉纤维，石棉除能导致间皮瘤的发生外，尚有诱发胃癌的作用。日本人喜欢在粥里掺入少量滑石粉，使之在进食中有爽滑感，据报道每克滑石粉中含有370万条石棉纤维，因此有人认为日本为胃癌高发国家，可能与此饮食习惯有关。

④遗传因素：胃癌有家族聚集性已为一些研究所证明，其原因是由于共同饮食习惯和生活环境所致，还是遗传因素所致，值得进一步研究。

⑤癌基因与抑癌基因：近年来一些研究表明，胃癌的发生和发展涉及多种癌基因与抑癌基因的异常改变，是多基因变异积累的结果。胃癌的发生和发展是多阶段、多步骤的过程，不同的基因可能在不同的阶段起作用，也可能通过对细胞凋亡调节的失衡而起作用。目前经常检测的癌基因有met、EGFR、erbB2、ras及akt–2等，抑癌基因有p53、p16、APC和nm23等。有些研究表明，在胃癌病例中凡有3个以上基因发生变异，大多有分化低、见淋巴结转移和恶性程度高的特点。

⑥癌前疾病：胃癌的癌前疾病包括胃息肉、慢性萎缩性胃炎及胃部分切除后的残胃，这些病变都可能伴有不同程度的慢性炎症过程、胃黏膜肠上皮化生或非典型增生，有可能转变为癌。癌前病变系指容易发生癌变的胃黏膜病理组织学改变，是从良性上皮组织转变成癌过程中的交界性病理变化。胃黏膜上皮的异型增生属于癌前病变，根据细胞的异型程度，可分为轻、中、重三度，重度异型增生与分化较好的早期胃癌有时很难区分。

第3章　如何早期发现食管癌和胃癌

1.什么是早期食管癌和早期胃癌

（1）早期食管癌

指局限于食管黏膜和黏膜下层的肿瘤，不伴淋巴结转移，包括原位癌、黏膜内癌和黏膜下癌。

①原位癌：系癌细胞位于食管黏膜上皮层内，多局限于食管上皮腺导管基底膜以内。

②黏膜内癌：系少数原位癌的癌细胞突破基底膜呈条索状或雨滴状侵入黏膜固有膜内，或虽累及固有膜但是未穿透黏膜肌层，此型浸润范围小，肉眼难辨。

③黏膜下癌：癌细胞穿透黏膜肌层，侵入黏膜下层，但尚未累及食管肌层，此型病变范围较广，浸润癌周围常有不同程度的炎症反应。

（2）早期胃癌

癌组织浸润仅限于黏膜层及黏膜下层者均属早期胃癌，判断早期胃癌的标准不是其面积的大小，而是其深度，有局部淋巴结转移者往往均属于进展期胃癌。如图3-1~图3-3所示。

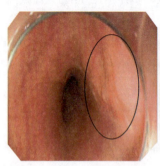 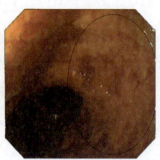 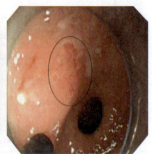

图3-1　早期食管癌白光观察　　图3-2　早期食管癌碘染观察　　图3-3　早期胃癌白光观察

2.发病高危人群

（1）食管癌发病的高危人群

①如果长期存在消化系统的不良症状，就很可能会导致食管癌的发生。这主要是因为消化系统的不良症状长期刺激食管，在这样的情况下就会引发食管细胞的增殖，在增殖的时候可能会因为致癌物质的影响，诱发食管发生肿瘤病变。

②家族中有食管癌病史的，其发病率会比较高，这并不是说食管癌一定具有遗传性，而是食管癌具有家族聚集现象，这与家族的饮食习惯、饮食结构是有很大关系的。

③既往初筛普查时发现食管黏膜上皮重度增生患者，或食管炎患者的食管内壁黏膜细胞会因为炎症而变得活跃，在这样的情况下就很容易发生癌变。

④原因不明的食管或胃内隐血试验阳性者。

⑤抽烟、饮酒，长期大量食用发酵霉变酸菜及发霉食物如花生、黄豆、小麦等，缺乏维生素C、维生素B、胡萝卜素等的人群。

⑥慢性食管炎伴有不典型增生（特别是重度不典型增生）者为高危人群。

（2）胃癌的高危人群

①患有癌前病变：癌前病变是指有癌变倾向的良性疾病，如：慢性萎缩性胃炎，癌变率可达10%；慢性胃溃疡，癌变率低于3%；胃息肉，直径>2 cm，多发且基底较宽者癌变率高；胃部分切除者，残胃癌变率可达0.3%~10%；其他癌前病变，如巨大胃黏膜肥厚症、疣状胃炎等；胃镜活检病理类型，如异形增生，也称不典型增生，由慢性炎症引起，如发展到重度不典型增生则可认为是癌前病变甚至被认为是早期癌；大肠型肠化生与胃癌发生关系密切。

②饮食习惯不良：如饮食不规律，不吃早饭，或饱或饿，进食速度过快，喜食高盐、热烫食品，喜食致癌物质亚硝酸盐含量高的腌制、熏制、干海货、隔夜菜，喜食烧烤的红肉，常食用霉变食物，少食新鲜蔬菜等。

③长期酗酒及吸烟：酒精可使黏膜细胞发生改变而致癌变。吸烟也是胃癌的危险因素，青少年时期开始吸烟者危险性最大。

④有胃癌或食管癌家族史：患者家属中胃癌发病率比正常人群高3倍。

⑤长期心理状态不佳：如压抑、忧愁、思念、孤独、抑郁、憎恨、厌恶、自卑、自责、罪恶感、人际关系紧张、精神崩溃、生闷气等，胃癌危险

性明显升高。

⑥某些特殊职业：长期暴露于硫酸尘雾、铅、石棉、除草剂等环境者及金属行业工人，胃癌风险明显升高。

⑦地质、水质含有害物质：地质为火山岩、高泥炭、有深大断层的地区，水中钙离子/硫酸根离子（Ca^{2+}/SO_4^{2-}）比值小，而镍（Ni）、硒（Se）和钴（Co）含量高。火山岩中含有较高含量的3,4-苯并芘，泥炭中有机氮等亚硝胺前体含量较高，易损伤胃黏膜。硒和钴也可引起胃损害，镍可促进3,4-苯并芘的致癌作用。

⑧Hp感染：有研究称约半数胃癌与Hp感染有关。我国约60%的人群感染过该菌，但仅0.03%的人群患胃癌。

3.流行病学调查

近年来胃癌的发病率逐年上升，同时患病年龄有年轻化的趋势，其发病率居各类肿瘤的首位，每年约有30万人死于胃癌，且每年还有40万以上新发胃癌患者。其中男性发病率高于女性，男女发病率之比约为3：1。胃癌治疗的早与晚，预后差异很大。早期胃癌手术后5年生存率可达到90%~95%，但是晚期胃癌的死亡率则明显增高。

4.食管癌和胃癌的主要症状

（1）食管癌主要症状

①早期食管癌：症状常不明显，有些患者在胃镜检查中发现微小病灶，经活检可证实。有些在吞咽粗硬食物时可能有不同程度的不适感觉，包括咽下食物哽噎感，胸骨后烧灼样、针刺样或牵拉摩擦样疼痛。食物通过缓慢，并有停滞感或异物感。哽噎停滞感常通过吞咽水后缓解或消失。症状时轻时重，进展缓慢，症状发生的部位多与食管癌的病变部位一致。

②进展期食管癌：进行性吞咽困难是进展期食管癌的典型症状，先是难咽粗糙的食物，继则半流质食物，最后水和唾液也不能咽下，患者逐渐出现消瘦及脱水症状。

③晚期食管癌：是食管癌的治疗分期中最严重的阶段，患者出现明显消瘦、乏力、贫血及低蛋白血症等。如侵犯喉返神经，可发生声音嘶哑；如侵犯肋间神经，可引起持续性胸背部痛；如侵入气管，则形成食管-气管瘘，发生呛咳和肺部感染；如癌肿侵犯主动脉，可引起大出血。

（2）胃癌主要症状

①早期胃癌：症状常不明显，如捉摸不定的上腹部不适、隐痛、嗳气、泛酸、食欲减退、轻度贫血等，部分类似胃溃疡、十二指肠溃疡或慢性胃炎症状，有些患者服用止痛药、抗溃疡药或饮食调节后疼痛减轻或缓解，因而往往被忽视而未做进一步检查。很多早期胃癌是通过胃镜筛查发现胃黏膜异常并活检病理检查而证实。

②进展期胃癌：随着病情的进展，症状逐渐明显，出现上腹部疼痛、食欲不振、消瘦、体重减轻及贫血和大便隐血阳性等。

③晚期胃癌：晚期常有癌肿转移，出现腹部肿块，左锁骨上淋巴结肿大，黑便、腹水、严重营养不良，以及肺、脑、盆腔、骨髓等转移部位症状。

5.食管癌和胃癌的筛查

（1）食管癌的筛查

在食管癌高发区对40~70岁年龄段人群进行普查是实现"早发现、早诊断、早治疗"行之有效的途径。内镜检查辅以食管黏膜碘染色以及活检病理检查是诊断早期食管癌的最佳方法。但在经济落后地区，改进后的食管脱落细胞学检查，因其价廉、简便易行，可以作为食管癌的初筛方法，可疑阳性者再经内镜检查、活检病理证实。

（2）胃癌的筛查

传统的胃癌筛查方法有：①胃癌标志物检测，应用较广泛的标志物有癌胚抗原（CEA）、糖类抗原19-9（Ca19-9）、癌抗原12-5（Ca12-5）；②胃气钡双重对比X线检查；③胃镜检查及镜下取材病检，也是诊断胃癌的金标准。但是，胃癌标志物检测和胃气钡双重对比X线检查对早期胃癌诊断的敏感性和特异性均较低，容易漏诊；而胃镜检查及镜下取材病检虽能明确诊断胃癌，且漏诊率低，但由于我国人口基数大，筛查成本高，不利于推广。从2007年开始，我们的邻国日本就大规模地使用了由血清抗*Hp*-IgG抗体（幽门螺杆菌抗体）和血清胃蛋白酶原（pepsinogen，PG）联合检测的筛查方法，这种联合筛查的方法被称为"ABC法"。通过该方法对人群进行初筛，根据检测结果对人群发生胃癌的危险程度进行分层，对处于中高危险度的人群再进行胃镜检查及镜下取材病检，这种方法被称为"血清学方法初筛+胃镜检查证实"。通过这种血清学检测联合内镜检查方法进行胃癌筛查，不仅能降低筛查成本，还能提高筛查的诊断率，降低漏诊率，适合我国目前的国情。

第4章　癌前病变与食管癌和胃癌

1.食管癌癌前病变：不典型增生、巴雷特食管

（1）不典型增生

与其他恶性肿瘤一样，食管黏膜在出现癌变以前，会经过一个相当长的演变阶段，即癌前病变。食管癌的癌前病变的病理表现是鳞状上皮细胞的不典型增生，沿轻度不典型增生—中度不典型增生—重度不典型增生—原位癌依次发展，并继续发展成累及不同深度的浸润癌。任何一种癌前病变都分为3个发展方向：①病变稳定，多年不变；②逆转为较轻的病变或好转；③发展为浸润癌。

组织学上，不典型增生即异型增生，作为病理诊断术语用于多种组织或细胞，其含义为不侵犯固有层的肿瘤性上皮，以不同程度的细胞非典型性和结构紊乱为特征。食管黏膜鳞状上皮不典型增生的组织学诊断标准与其他部位同类病变相同，即病变的上皮细胞核浆比例增大，细胞核呈现不同程度的异型性，核染色质粗糙浓染，核分裂象活跃；异型增生的上皮细胞极向消失，排列紊乱。

根据不典型增生病变累及上皮层内的不同程度分为3级，并据以评价癌前病变的严重程度：①轻度不典型增生：异型增生细胞主要分布在鳞状上皮的基底部分，不超过上皮全层的下1/3。轻度不典型增生为可逆转性病变。②中度不典型增生：异型增生细胞累及上皮中层，偶见出现在上皮的表层，但病变主要局限于上皮中层或不超过全层的下2/3，表层细胞分化成熟，排列规则。在食管癌高发人群，中度不典型增生性病变的发生比例显著高于一般人群，应视为密切随访人群。③重度不典型增生和原位癌：为尚未突破基底膜的上皮全层癌变的同义词，是真正意义上的几乎不可逆转的癌前病变。组织学诊断标准为上皮全层或几乎全层被异型增生的细胞所取代，不排除有时表面仍可见有成熟分化的表层细胞；上皮基底膜结构完整清晰。

（2）巴雷特食管

巴雷特食管（Barrett esophagus，BE）是指食管下段的复层鳞状上皮被单层柱状上皮所替代的一种病理现象。BE的病因至今尚不完全清楚。尽管有关BE与胃食管反流之间的关系已被大多数学者接受，但BE确切的发病机制仍不清楚。国外研究发现，BE发生食管腺癌的危险是正常人群的30～125倍，BE出现异型增生被认为是腺癌发生的重要预示。因BE与食管腺癌的发生密切相关，为食管癌前病变之一，近年来受到广泛重视。BE患者的症状主要由反流性食管炎引起，化生黏膜本身不引起症状，可有胸骨后烧灼感、胸痛及反胃等。诊断主要依靠辅助检查，其中最常用且最可靠的方法是内镜下活检。

BE在内镜下的典型表现为食管下段粉红色或白色的光滑鳞状上皮中出现柱状上皮区，呈天鹅绒样红色斑块，常较正常胃黏膜更红，卢戈染色不染（图4-1）。BE红斑形状不一，呈绒状，亦可光滑或呈结节状，与鳞状上皮分界明显。BE患者中约40%发生食管狭窄，病变后期胃镜很难通过。内镜下见胃食管交界处以上的食管下段正常的黏膜中有红色斑片，在该处取活检行病理检查为有化生的柱状上皮，即可诊断为BE。BE的确诊要靠组织学检查发现化生的柱状上皮。

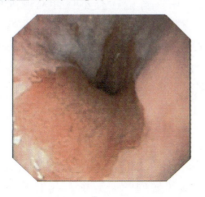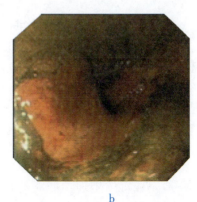

a   b

图4-1 巴雷特食管内镜表现

a.内镜下见食管下段红色斑块；b.内镜卢戈染色不染

BE发生食管癌的危险性较普通人群明显升高，因此主张对BE进行内镜监测，即定期内镜随访、多点活检组织病理学检查。伴不典型增生是BE癌变的先兆，但异型增生无特征性的内镜表现，确定常需依靠活检病理检查。对BE患者进行内镜监测非常重要，轻度不典型异型增生者应3～6个月内镜复查1次，若连续2次内镜检查未发现不典型增生或不典型增生无进展，则可延长复查间隔至1～2年，而中、重度异型增生者应缩短复查间隔至1～2个月。

2.胃癌的癌前病变：胃腺瘤、不典型增生

（1）胃腺瘤

胃腺瘤是指发生于胃黏膜上皮细胞，并且大都由增生的胃黏液腺所组成的良性肿瘤。胃腺瘤可发生于任何年龄，多见于40岁以上男性，在萎缩性胃炎、胃酸缺乏及恶性贫血的患者中发生率较高。多发生于胃窦部，基底常有蒂，可单个或多个存在。肉眼观察腺瘤呈息肉状，故又称腺瘤样息肉（图4-2）。该病早期无症状，当有并发症时，可表现为上腹不适、隐痛、恶心、呕吐及出血等。幽门部带蒂腺瘤可经幽门管进入十二指肠，而出现间歇性幽门梗阻，甚至可发生胃-十二指肠套叠。患者可有贫血及粪便隐血试验阳性。胃镜对腺瘤的诊断具有其他设备不可替代的作用。胃镜检查不仅能对腺瘤的

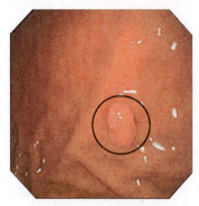

图4-2　胃腺瘤内镜表现

部位、形态、大小及数目作出诊断，还可通过活组织检查来明确有无恶变。

胃腺瘤癌变的因素一般认为与以下因素有关：瘤的大小，直径大于2.0 cm者癌变风险较高，因此凡是较大的腺瘤应注意癌变可能，并早期治疗；瘤的外形，无蒂腺瘤比有蒂腺瘤更易癌变。不管如何，胃腺瘤一旦确诊，及时内镜下微创切除是预防恶变最重要的方法。

（2）不典型增生

增生是胃黏膜的正常现象，通过增生可使新生细胞代替衰老细胞，从而不间断地完成胃的生理功能。但在胃癌癌变的病理学研究中，我们发现癌变的细胞并不是即刻间出现的，而是经历了以下的过程演变：正常胃黏膜细胞→慢性胃炎→胃黏膜萎缩→肠上皮化生→不典型增生→肠型胃癌。因此，不典型增生为胃癌的癌前病变。与食管鳞状上皮不典型增生一样，胃黏膜不典型增生也按照不典型增生程度分为轻、中、重度。中、重度不典型增生与胃癌关系密切，需行内镜下干预治疗。

3.幽门螺杆菌感染与胃癌

幽门螺杆菌（Hp）是人类迄今为止唯一一种已知的胃部细菌。一般认为

其感染的临床过程是这样的：*Hp*经口到达胃黏膜后定居感染，经数周或数月引发慢性浅表性胃炎，数年或数十年后发展成为十二指肠溃疡、胃溃疡、慢性萎缩性胃炎、淋巴增生性胃淋巴瘤等，而后者是导致胃癌最危险的因素。世界卫生组织已经将*Hp*归于胃癌Ⅰ类致癌原。

自然人群中*Hp*的感染率超过50%，60%的中国人感染过*Hp*。其感染率与经济、居住文化、职业、饮水卫生有关。*Hp*感染途径是口-口、粪-口或胃-口，感染有家族聚集性。*Hp*感染预防的关键是把好"病从口入"这一关，如要做到饭前便后洗手，饮食尤其是进食生冷食品要讲究卫生，集体用餐时采取分餐制，家里有*Hp*病患者时应该暂时采取分餐，直至完全治愈。

胃癌和*Hp*关系密切，胃癌高发区的*Hp*感染阳性率为62.5%，低发区只有12.6%。研究发现，根除*Hp*可有效降低胃癌的发病率。因此，中、重度萎缩性胃炎患者，中、重度肠型化生和不典型增生者，有胃癌家族史者，应予根除*Hp*。同时早期胃癌术后、有消化不良症状、糜烂性胃炎的患者也应根除。研究发现，对于早期胃癌患者，胃镜下切除后接受*Hp*根除治疗可降低胃癌异时癌的风险。

4.慢性胃炎与胃癌

慢性胃炎是指由多种原因引起的慢性胃黏膜病变，为常见病、多发病，发病率为50%～80%，且随着年龄而增加，其病理组织学变异程度较大，症状与内镜和病理学改变的严重程度不一致。慢性胃炎的病因与*Hp*感染、自身免疫机制、遗传因素、胃-十二指肠反流、刺激性食物、酗酒、服用非甾体抗炎药类药物、年龄等有关。我国大多数医院临床上仍将其分为慢性浅表性胃炎（非萎缩性胃炎）和慢性萎缩性胃炎。萎缩性胃炎常合并肠化生，少数可合并不典型增生。极少数中、重度萎缩性胃炎经长期演变可发展成胃癌。慢性胃炎伴不典型增生时发生胃癌的风险增加。

第5章 食管癌和胃癌的早期诊断，我们差距有多远

据世界卫生组织（WHO）国际癌症研究机构（IARC）公布的关于2018年全球肿瘤流行病统计结果显示，全球胃癌的发病率居恶性肿瘤的第5位，死亡率居恶性肿瘤的第3位。2018年有超过100万的新发胃癌病例，亚洲地区胃癌发病率尤其高。据全国肿瘤登记中心发布的关于2015年中国癌症统计结果显示，全国胃癌发病率和死亡率均居恶性肿瘤的第2位。

早期胃癌（early gastric cancer，EGC）是指癌组织浸润仅限于黏膜层及黏膜下层的胃癌。绝大部分的早期胃癌患者没有症状，少数患者即使有症状也是一些非典型性症状，如食欲不振、腹部不适等。这些症状极易同胃炎、胃溃疡等胃病相混淆。早期胃癌预后较好，其5年生存率可达90%以上，而进展期胃癌预后较差，平均5年生存率仅15%左右。因此，胃癌的早期诊断成为决定患者预后的关键。

作为胃癌的高发国家，日本的早期胃癌检出率占胃癌总数的80%以上，韩国的早期胃癌检出率也达到了46%~67%。而在我国，84%的胃癌患者发现时已处于进展期（图5-1）。我国胃癌早期诊断率较低，这也是造成其病死率居高不下的主要原因之一。

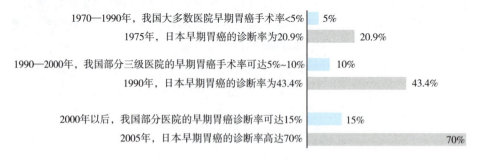

图5-1 中国与日本在早期胃癌检出率方面的差距

由于早期胃癌症状的非特异性，而血液检查和影像学检查对早期胃癌诊断的敏感性低，消化内镜的普查便成为诊断早期胃癌最好的手段。检查过程

中，对可疑病灶定点活检，通过病理切片检查，能够高效而准确地诊断早期胃癌。

1. 我们的差距

（1）在日本，胃镜筛查率非常高，每年每8~10个人中就有1人接受1次内镜检查。政府早就把胃镜体检项目纳入相关的法规保障之中，将其作为一项社会福利免费向市民提供，并督促其实施。而在我国，胃镜检查并没有成为常规的体检项目，大部分接受胃镜检查的患者都是出现消化道症状后自行前往门诊申请检查。基层社区医疗的医生也缺乏对胃镜检查指征的把握，不能正确地指导居民进行胃镜检查。而且我国人口众多，全民胃镜普查实施难度大。

（2）在日本，40岁以后都会至少接受1次胃镜检查，此后还会定期接受胃镜检查。而在我国，由于害怕胃镜检查过程中的痛苦，老百姓不愿主动接受胃镜检查，许多发现溃疡糜烂灶、萎缩性胃炎的患者不能够坚持定期随访。

（3）在日本，内镜检查设备的普及率非常高，即使是床位数小于20张的诊所，也配有基本的内镜诊疗设备，中小规模的医疗机构完成例数超过半数的消化内镜诊疗例数。而在我国，由于医疗水平和经济水平的发展不均衡，内镜检查设备的普及率不高，且主要集中在规模较大的医疗机构。

（4）在日本，内镜医生有较严格的培训机制，胃镜检查有统一标准的操作流程，对于新型内镜诊断技术（如放大内镜、NBI等）的应用率较高，也大大提高了早期胃癌的诊断率。而我国目前大部分医疗机构只能依赖白光内镜进行诊断，对于新型内镜诊断技术的掌握水平参差不齐。

2. 如何提高我国早期胃癌的检出率

如何提高我国早期胃癌的检出率？除了改善医疗机构硬件设施配备和提高内镜医师的诊断技术外，增强大众对胃癌的认识，提高大众胃镜普查率也十分重要。提倡50岁以上人群每1~2年接受1次胃镜检查，对于有相关家族史的人群，应该提前接受胃镜检查的年龄。在临床工作中，更应该督促高危人群定期接受胃镜检查，耐心告知患者胃镜检查的作用，消除患者对胃镜检查的恐惧。目前，许多医疗机构已经能够提供无痛内镜检查，无明显麻醉禁忌证的患者可以在静脉麻醉下接受胃镜检查，检查过程中基本没有任何痛苦。

胃镜检查除了能够发现胃部病变，检查过程中还能够对食管进行检查，使用胃镜下碘染色可提高食管早期癌和表浅癌的诊断率。最早此方法用于分辨胃食管黏膜连接处及评价食管炎的治疗，后被用于诊断早期食管癌。正常的食管上皮内含有大量的糖原，遇碘后呈棕黄色，当食管炎症或癌变时细胞内糖原含量少甚至消失，因此碘染后浅染或不染，在肉眼容易漏诊的病灶，经过碘染色能清楚地显示病变的范围和轮廓，有助于早期食管病变的诊断。

除了胃镜检查外，血清学检测对提高我国早期胃癌的检出率也很重要。联合血清学检测，可以提高诊断胃癌的价值和筛查胃癌的效果。常用的血清学检测包括血清胃蛋白酶原检测、血清胃泌素-17检测、Hp感染检测和血清肿瘤标记物检测。下面简单阐述以上4种血清学检测。

（1）血清胃蛋白酶原（pepsinogen，PG）检测。PG是胃蛋白酶的无活性前体。根据生物化学和免疫活性特征，PG可分为PGⅠ和PGⅡ两种亚型。PGⅠ主要由胃体和胃底腺的主细胞和颈黏液细胞分泌，而PGⅡ除由胃底腺分泌外，胃窦幽门腺和近端十二指肠Brunner腺亦可分泌。PG是反映胃体、胃窦黏膜外分泌功能的良好指标，可称为"血清学活检"。当胃黏膜发生萎缩时，血清PGⅠ水平和/或PGⅠ/Ⅱ比值（PGR）降低。有研究认为，将PGⅠ≤70 μg/L且PGR≤3（不同检测产品的参考值范围不同）作为针对无症状健康人群的胃癌筛查界限值，具有较好的筛查效果。

（2）血清胃泌素-17（gastrin-17，G-17）检测。G-17是由胃窦G细胞合成和分泌的酰胺化胃泌素，主要生理功能为刺激胃酸分泌、促进胃黏膜细胞增殖和分化，其在人体中的含量占有生物活性胃泌素总量的90%以上。G-17是反映胃窦内分泌功能的敏感指标之一，可提示胃窦黏膜萎缩状况或是否存在异常增殖，血清G-17水平取决于胃内酸度和胃窦G细胞数量，G-17本身在胃癌的发生、发展过程中亦有促进作用。有研究表明，血清G-17水平升高可提示存在胃癌发生风险。有研究认为，血清G-17联合PG检测可提高诊断胃癌的价值。

（3）Hp感染检测。Hp已于1994年被WHO的IARC列为人胃癌的第Ⅰ类致癌原。目前认为Hp感染是肠型胃癌（占胃癌绝大多数）发生的必要条件，但并不是唯一条件。胃癌的发生是Hp感染、遗传因素和环境因素共同作用的结果，环境因素在胃癌发生中的作用次于Hp感染。因此，在胃癌的筛查流程中，Hp感染检测已成为必要的筛查方法之一。

（4）血清肿瘤标记物检测。目前常用的肿瘤标记物包括癌胚抗原CA19-9、CA72-4、CA125、CA242等，但在进展期胃癌中的阳性率仅为20%～30%，在早期胃癌中的阳性率低于10%，筛查早期胃癌的价值有限，因此不建议作为胃癌筛查的方法。血清胃癌相关抗原MG7-Ag是我国自主发现的胃癌肿瘤标记物，MG7抗原在胃癌前疾病、胃癌前病变和胃癌的阳性率分别为40.5%、61.0%和94.0%，且胃癌前病变中MG7抗原的假阳性率仅为12.8%，可能提示胃癌的高风险。MG7抗原作为单一生物标记物诊断胃癌的敏感性和特异性均较高，需进一步开展临床研究，评估其在早期胃癌筛查中的价值。

3.新型胃癌筛查评分系统

用新型胃癌筛查评分系统（表5-1）可提高筛查效率，建议大家应用。该系统包含5个变量，总分为0～23分，根据分值可将胃癌筛查目标人群分为3个等级：胃癌高危人群（17～23分），胃癌发生风险极高；胃癌中危人群（12～16分），有一定胃癌发生风险；胃癌低危人群（0～11分），胃癌发生风险一般。通过5 000余例的验证队列筛查结果证实，采用新型评分系统筛查胃癌的效能显著提高。

表5-1　新型胃癌筛查评分系统

变量名称	分　类	分　值
年龄（岁）	40~49	0
	50~59	5
	60~69	6
	>69	10
性别	男	4
	女	0
Hp感染	无	0
	有	1
PG R	≥3.89	0
	<3.89	3
G-17（pmol/L）	<1.50	0
	1.50~5.70	3
	<5.70	5

4.早期胃癌筛查的推荐流程

为提高我国早期胃癌的检出率，可采用早期胃癌筛查的推荐流程（图5-2），能达到事半功倍的效果。

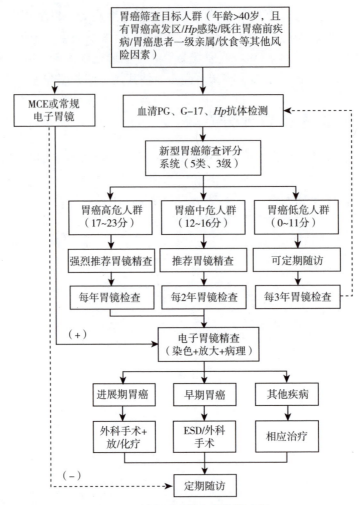

图5-2 早期胃癌筛查的推荐流程

参考文献

［1］BRAY F, FERLAY J, SOERJOMATARAM I, et al. Global Cancer Statistics 2018: GLOBOCAN estimates of incidence and mortality worldwide for 36 cancers in 185 countries［J］. CA Cancer J Clin, 2018, 68（6）: 394-424.

［2］CHEN W, ZHENG R S, BAADE P D, et al. Cancer Statistics in China, 2015［J］. CA Cancer J Clin, 2016, 66（2）: 115-132.

［3］李兆申, 王贵齐, 张澍田, 等.中国早期胃癌筛查流程专家共识意见（草案）（2017年, 上海）［J］.胃肠病学, 2018, 23（2）: 92-97.

第6章　胃镜检查，早期诊断的理想选择

1.常规内镜与病理活检

20世纪，胃镜的出现将消化系统疾病的诊断和治疗带入了一个新时代。通过对硬式胃镜、半曲式胃镜、纤维胃镜的改良，发展至现今的电子胃镜，具有镜身柔软、操作灵活、图像清晰、影像质量好、屏幕画面大等优点，其更高的分辨率及数字化为消化内镜下的诊断和治疗开辟了一个新纪元。胃镜检查已成为上消化道病变的首选检查方法。

普通电子胃镜进入人体的有效长度约103 cm，直径约1 cm，头端装有光源及内视镜，由口咽部进入食管、胃、十二指肠，通过充气将消化道撑开，能有效、全面地观察消化道黏膜（图6-1）。正常的消化道应该是内镜通过无阻力，表面黏膜光滑，血管分布规则，蠕动正常。通过对表面黏膜的观察，在发现病变部位后进行活组织活检。内镜初步判断疾病的严重程度和有无并发症，结合组织活检可明确诊断并与其他疾病相鉴别。此外，通过进镜的阻力和对消化道蠕动的观察，可间接判断有无消化道动力性疾病的可能。

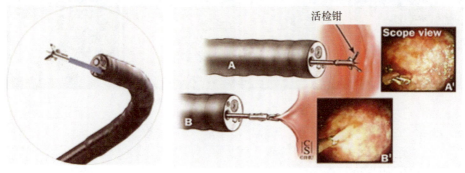

图6-1　消化内镜结构及活检钳

组织活检即咬取小块病变黏膜进行病理学检查。组织活检可多部位取材，取材多少视病变情况需要。病理学检查可明确诊断并与其他疾病相鉴别，而且胃的良、恶性溃疡必须由组织活检明确诊断。然而有时由于活检组织较小或咬取部位较浅，病理学检查无法明确排除癌变时，需重新活检。

　　由于胃癌好发于胃窦部位，且早期胃癌表现并不典型，故浙江省台州市立医院内镜中心胃镜检查常规咬取胃窦部位组织进行病理学检查，望尽可能早的发现癌变，最大可能做到早发现、早诊断、早治疗。通过病理检查，对潜在癌变倾向的患者，应告知其定期复查的必要性。此外，咬取的组织不仅可行病理学检查，还可检测有无*Hp*感染，方法如下：将咬取的组织放入含有尿素的试验液中，由于*Hp*含有丰富的尿素酶，其将尿素分解后，试验液的pH会发生改变，由原先的黄褐色变成红色或紫红色，从而提示*Hp*阳性；当然病理检查也可以观察有无*Hp*感染。

2.胃镜诊断新技术

（1）色素内镜

　　胃镜检查时镜下喷洒染色剂至消化道表面，即为色素内镜，又称为染色内镜。常用的染色剂包括：卢戈液、靛胭脂、亚甲蓝、甲苯胺蓝、刚果红。卢戈液染色和靛胭脂染色（图6-2）。染色剂通过对比法、染色法、反应法或荧光法使病变黏膜结构比未染色时更加清晰，与周围的正常黏膜对比加强，轮廓更加明显。色素内镜作为消化道肿瘤，尤其是早期癌变的辅助诊断方法，可以发现常规肉眼观察难以发现的病变，提高早期癌的诊断，若结合放大内镜，早期癌的诊断可进一步提高。两者的结合为内镜治疗或外科手术的界定，提供了一个较为客观的依据。

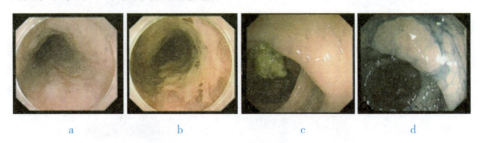

　　　　a　　　　　　　　b　　　　　　　　c　　　　　　　　d

图6-2　正常胃镜图片和染色图片

a.常规胃镜下早期食管癌表现　　　　　b.早期食管癌卢戈液染色表现

c.常规胃镜下早期胃癌表现　　　　　　d.早期胃癌靛胭脂染色表现

（2）窄带成像

　　窄带成像（narrow band imaging，NBI），是日本Olympus公司开发的一项新型内镜成像新技术。NBI通过胃镜头端特殊的光学滤镜将白光过滤呈蓝、绿、红3个波段，故称为窄带成像。不同的波段对组织的穿透深度不尽相同，且波长越短，光照射到物体表面后，其散射越强，因此影响成像的对比度，从而增强病变的对比度。它可部分替代染色内镜作用，利于发现病变并确定病变范围。此外，由于蓝光波长较短，仅能穿透黏膜浅层，且易被血红蛋白吸收而显示暗色，故NBI的另一个重要特点是能更好地观察黏膜微血管结构。NBI在临床上也常与放大内镜结合运用，可以更好地观察病变部位黏膜表面的微细结构和微血管结构，从而判断病变性质及浸润深度（图6-3）。

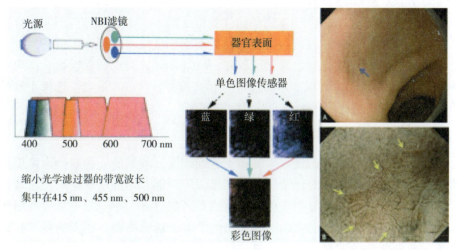

图6-3　NBI内镜工作原理及早期胃癌NBI显像

（3）放大内镜

放大内镜（magnifying endoscopy，ME）是附有变焦镜头，可将内镜图片放大60～170倍的内镜，可更加清晰地观察黏膜表层结构及微血管的形态及分布，有助于发现微小的早期黏膜病变。早期胃癌的显微结构及微血管形态与病理结果密切相关，放大内镜可对早期胃癌进行定性诊断，放大内镜主要用于鉴别可疑病灶的良恶性，其中对诊断小而扁平的早期胃癌有明显优势，亦可应用于确定早期胃癌的边界。

（4）窄带成像放大内镜

窄带成像放大内镜（magnifying endoscopy with narrow-band imaging，ME-NBI）是近年来发展起来的一种将放大内镜与窄带成像相结合的技术。基于浅层黏膜微血管（MV）形态和微表面（MS）结构的基本显微解剖学发现，它被广泛用于EGC的检测。一些学者提出了MV和MS模式（即经典V.S分型），其中描述了3种微血管/微表面模式：规则型、不规则型和缺失型。以有明确的分界线为前提，根据这些MS/MV模式，可以鉴别胃低度腺瘤和EGC。目前发现97%的早期胃癌符合上述标准。ME-NBI不仅可用于早期胃癌的诊断，还可用于预测早期胃癌浸润深度和早期胃癌组织学分型。无结构、散射型血管及多孔径血管对病灶浸润深度的判断具有一定的指导意义。

（5）智能分光比色技术

智能分光比色技术（flexible spectral imaging color enhancement，FICE）是利用计算机处理和分析普通胃镜图像，从而产生特定波长的分光图像，它可增强图片的颜色对比度。FICE选择的波长可根据不同疾病来进行不同组合。与普通胃镜相比，FICE系统可以更容易地识别癌变灶与周围区域的分界线，癌与周围区域FICE图像颜色对比度较高。FICE图像差异与胃黏膜血管间隙截面积呈正相关，在波长为530 nm时病变组织表面形态差异最大。选择正确的波长有助于预测病变的组织类型及浸润深度。

（6）高清智能电子染色内镜

高清智能电子染色内镜（I-Scan）是近年发展起来的一种新型内窥镜技术，它具有表面增强、对比增强、色调增强等功能，增强病灶与周围正常组织界限的对比性，强化显示黏膜微血管或黏膜腺管开口形态，更易发现微小病灶。在观察微血管形态方面，I-Scan优于电子普通内镜、色素内镜。在诊断上消化道早癌的灵敏度、特异性，以及与病理的确诊符合率方面，I-Scan明显高于普通内镜，且均与色素内镜相近。

（7）共聚焦激光显微内镜

共聚焦激光显微内镜（confocal laser endoscopy，CLE）是将传统内镜与共聚焦激光显微镜有机结合起来，可将胃浅表组织放大1 000倍，能够提供体内组织的直接组织学观察，而不需要活检，并能在细胞水平上实时区分良恶性病变，被称为"光学活检"。CLE在微血管成像方面具有很大的优势，因为正常黏膜和癌性黏膜的血管在CLE下具有不同的特征。

（8）超声内镜

超声内镜（endoscopic ultrasonography，EUS）将超声和内镜有机结合，用于观察胃腔病灶的浸润深度、与周围毗邻脏器的关系及判断淋巴转移情况，为确诊胃癌和胃癌分期提供依据。目前我国EUS主要用于评估胃癌浸润深度，指导胃癌手术方案的选择。

（9）人工智能技术

人工智能（artificial intelligence，AI）是目前医学研究的热点，已有学者开始利用AI技术诊断胃癌。其工作方法是利用经胃镜设备采集的图像进行深度学习，调用卷积神经网络模型进行图像识别，提示可能存在的早期胃癌病灶。深度学习可以提取大量图像中的特征，通过组合低层特征，形成更加抽象的表示属性类别的高层特征，以发现数据分布特征，并对特征进行学习，进而快速有效地识别图像。学习的图像数据量越大，数据分布特征越明显，对图像的识别准确率也越高。AI技术不仅可以对早期胃癌进行识别，同时可以标记EGC边界。AI在ME-NBI图像中早期胃癌的实时诊断与边界确定方面有很大的潜力。

参考文献

[1]李夏，于红刚.内镜诊断早期胃癌的新进展 [J].海南医学院学报，2019，25（5）：392-395.

第7章　胃镜检查的前前后后

1.胃镜检查是如何完成的

简单地说，胃镜检查就是用一根头端装有摄像头的"管子"（直径为9.8 mm），从口腔插入，经过食管、贲门、胃，到达十二指肠上部，通过摄像头拍摄的图像进行肉眼直接的形态学观察（包括脏器表面黏膜的光整度、色泽及血管纹理，是否有隆起、浸润性改变、溃疡、出血、僵硬，动态观察收缩和蠕动情况），诊断脏器内部的病变，并经"管子"内部的孔道进行活检，明确病变的病理性质。图7-1和图7-2所示为常用消化内镜主机和内镜。图7-3所示为不同的器械通过内镜内部的孔道可达到不同的诊断和治疗目的。

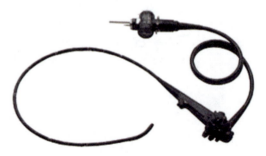

图7-2　消化内镜的结构

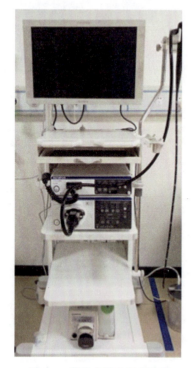

图7-1　消化内镜主机与内镜

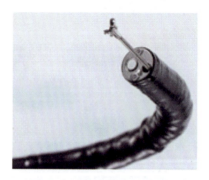

图7-3　活检钳通过内镜的钳道

随着现代医学的发展，胃镜检查可以让医生"看见"患者的食管和胃是正常的（图7-4）还是异常的（图7-5）。因此，胃镜检查以直观观察没有盲区，而成为诊断消化道疾病的首选检查方法。

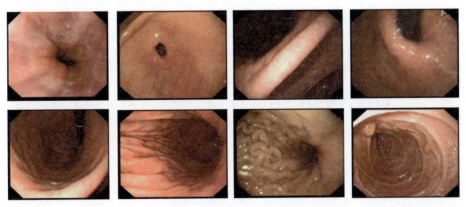

图7-4　胃镜下正常图像

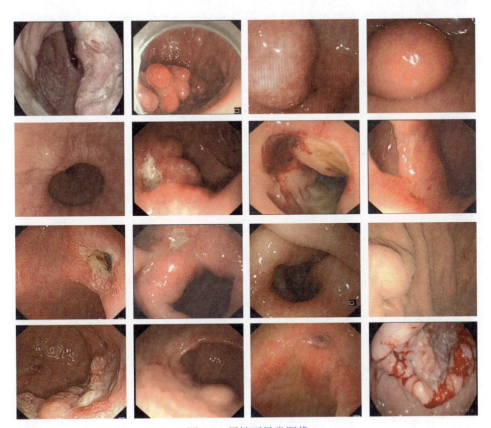

图7-5　胃镜下异常图像

2. 无痛胃镜检查的优势有哪些

胃镜检查因为"管子"从"喉咙"插入而会使人有明显的咽部不适、恶心呕吐、屏气、躁动等痛苦感。虽然诊疗前常规会让患者服用局部麻醉药物，但是仍然会有一定程度的不适感和心理压力使许多患者害怕检查而延误了诊断和治疗。即便做了检查，也会因为过程中的痛苦反应导致不配合，使医生不能从容检查导致误诊漏诊，甚至诱发并发症。

于是，出现了无痛胃镜。无痛胃镜是指借助无痛技术进行胃镜检查，在患者松弛睡眠状态下，将镜体伸入食管和胃内进行检查和治疗。

（1）无痛胃镜的优点

①整个过程舒适、安静、无记忆、无痛苦及不适感觉。

②大大提高了患者的依从性，不会因害怕而不愿检查，也不会因难以耐受而中断检查。

③减少了普通内镜检查引起的相关并发症，如机械损伤、心脑血管意外、消化道出血等的发生。

④创造了良好的胃肠道的条件（如胃肠道的蠕动较少、展开较好等），提高了检查和治疗的质量，从而能缩短检查时间，降低漏诊、误诊率。

（2）无痛胃镜是如何实施的呢

患者只需要进行静脉补液即可，所有麻醉药物都是通过这路静脉通道进入身体发挥作用，30秒钟左右后患者可进入睡眠状态，然后开始进行内镜检查和治疗，结束之前停止用药，检查结束时患者很快清醒。整个检查过程都在麻醉医生、内镜医生和护士的严密监护下完成。

（3）无痛胃镜有危险吗

麻醉师所用的麻醉剂是一种短效镇静剂，用量少、起效快、代谢也快，一般对人体无损害。极少数患者可能受到自身身体和原有疾病影响，出现低血压、心动过缓、呼吸抑制等不良反应，但发生率不到1/1 000。浙江省台州市立医院内镜中心完成各类无痛内镜检查和治疗超过3万例，至今无一例有严重并发症发生。

（4）哪些人适合、哪些人不适合无痛内镜检查

无痛内镜检查需要经过麻醉医生的评估方可开展。

［适应证］

①普通人群都适合。

②无麻醉药过敏史。

③无严重心肺疾病史。

④不愿忍受痛苦和耐受性较差的老年患者。

⑤不配合检查的精神异常者。

⑥尤其适合内镜下手术治疗需要操作时间较长的患者。

［禁忌证］

①对于肥胖颈短尤其伴有鼾症者要谨慎施行。

②胃潴留者。

③活动性上消化道大出血者。

④急性呼吸道感染者。

⑤哮喘、急性支气管炎等严重慢性阻塞性肺部疾病者。

⑥重型高血压者。

⑦有严重心脏病和脑血管疾病者。

⑧孕妇。

3. 胃镜检查前要做哪些准备

（1）心理准备

患者和家属要了解胃镜（无痛胃镜）检查整个过程的目的、方法、注意事项等。胃镜检查也会出现一些并发症，如吸入性肺炎、出血、穿孔等，但发生的概率是相当小的。只要积极配合医生，消除紧张心理，就能很顺利地完成检查。胃镜检查的时间一般为5~10分钟。身体条件和经济条件允许可选择无痛胃镜检查。

（2）身体准备

任何东西如食物残渣附着在胃黏膜上都会影响胃镜的观察。因此胃镜检查者必须禁食8小时、禁水2小时以上。消化功能不良的患者，要延长禁食、禁水的时间。疑有胃潴留者需延长禁食时间或先行洗胃。吸烟者最好检查当天禁烟，以减少胃液分泌，便于观察。钡剂检查后3天再进行胃镜检查，以免影响视野。糖尿病患者禁食期间暂停注射胰岛素和口服降糖药物。如果空腹时间太长有饥饿感，可进食少量糖水，但注意必须是无色的。

（3）病史准备

随身携带病史、血化验单、X线片、既往胃镜检查报告和病理报告及其他检查报告等，便于医生了解病情。任何检查前，医生都需要对患者的疾病状态了解清楚。有些患者出于各种目的隐瞒病史，或者是家属不希望患者知道，或者是希望检查医生不受其他医生的影响，其实这样做对检查没有一点好处。如果你有以下情况，胃镜检查前应让医生知道：服用抗血小板聚集药或抗凝药（如阿司匹林肠溶片、波立维片、华法林等）；存在严重脏器疾病或病史；存在严重出凝血功能障碍；进行过胸腹部手术（应告知手术方式、手术时间和原因）；曾经接受过其他相关检查及其结果。

（4）家属准备

因为患者有一段时间的睡眠和不清醒，因此无痛胃镜检查必须要有家属陪同照顾。家属不仅要为患者照看私人物品，更重要的是当患者的诊疗过程中出现疑问（如发现息肉、肿瘤等），家属作为患者的代言人要回答医务人员的提问、及时做出相关的决定等，为患者负责。

（5）签署知情同意书

在充分理解和接受胃镜检查的相关情况及可能出现的并发症的情况下，由患者和家属签署愿意接受检查的知情同意书。无痛胃镜检查的患者还要做心电图检查、测量体重并签署无痛内镜的知情同意书。

4. 如何配合医生完成胃镜检查

（1）胃镜检查

①逐一、如实、简洁回答医护人员的提问，配合医生完成核对和询问工作。

②检查前医护人员会给患者口服药物（图7-6），目的是在检查时药物在咽喉部起到表面麻醉、润滑作用，并能显著祛除胃肠道内泡沫，以利视野清晰。

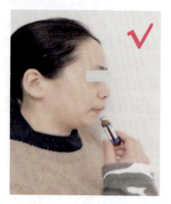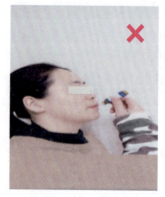

图7-6　服用时瓶底朝下，不可瓶底朝上

③检查时医护人员会指导患者左侧卧位（图7-7），双腿微曲，头稍后

仰，使咽部与食管几乎呈一直线。

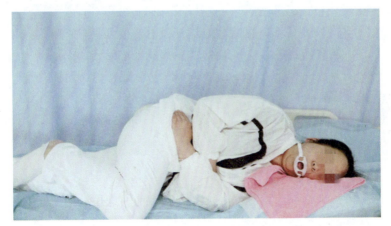

图7-7　胃镜检查时左侧卧位，双腿微曲，头稍后仰

④松开领口及裤带，取下活动义齿及眼镜。

⑤头部略向后仰。患者要轻轻咬住口圈（图7-8~图7-9），有口水不要咽下让其自然流出。恶心呕吐时，可以用鼻吸气、嘴呼气来调整呼吸，缓解不适。

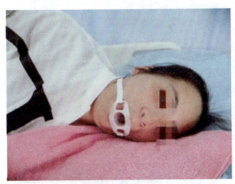

图7-8　轻轻咬住口圈，有口水不要咽
下自然流出

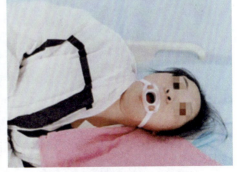

图7-9　胃镜检查时，人不能后仰，
防止口水呛入气管

（2）无痛胃镜检

①逐一、如实、简洁回答医护人员的提问，配合医生完成核对和询问工作。

②检查前医护人员会给患者口服药物，并要求患者脱鞋躺下（图7-10），松开领口及裤带，取下活动义齿及眼镜。

③麻醉护士为患者建立静脉通路（图7-11）。

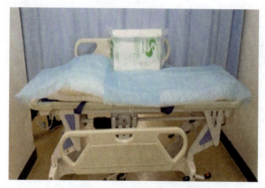

图7-10　患者一人一床躺下做好麻醉前准备工作

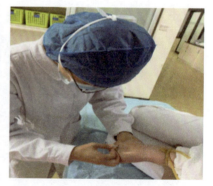

图7-11　护士为患者建立静脉通路

　　④医护人员会指导患者左侧卧位，双腿微曲，头稍后仰，使咽部与食管几乎呈一直线。

　　⑤医护人员会给予患者口圈、面罩吸氧（图7-12）和心电监护（图7-13）。

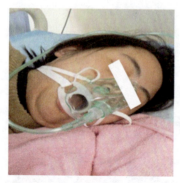

图7-12　面罩吸氧

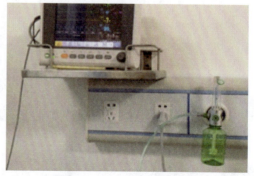

图7-13　心电监护、吸氧

　　⑥麻醉医生静脉推注麻醉药物（图7-14~图7-15）。

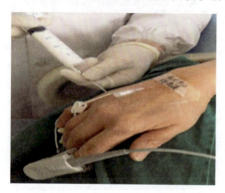

图7-14　全程麻醉医生合理用药

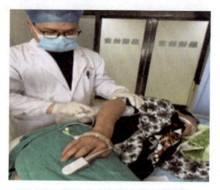

图7-15　麻醉医生静脉推注麻醉药物

5. 胃镜检查后需要注意什么

（1）检查结束后短时间内因麻醉作用可能有喉部异物感，多有咳痰反射，此时请不要用力咳，以免损伤咽喉部黏膜。

（2）检查结束后咽喉部黏膜的麻醉作用尚未消退，请不要立即进食，未做活检者大约半小时后进温凉半流质为宜，以免发生呛咳甚至误吸。

（3）取活组织做病理检查者及咽喉部擦伤疼痛明显者，检查2小时后以进食温凉流质为宜，3天内避免进食较热、较硬刺激性的食物，以免粗糙食物对胃黏膜的损伤。检查后咽部会有不适，不必惊慌，一般很快缓解，也可口含含片，严重者则要去医院就诊。

（4）个别患者有轻微的腹胀和腹痛，请不要紧张，是因为检查时注入气体所致，待气体自然排出后症状便可消失。

（5）有时为了便于观察，在检查时要注入着色液体，检查后在排尿、排便时可能会有颜色改变或胃部有轻微烧灼感，不必担心，一般会很快好转。

（6）病理报告需要1周后领取，也可在当天选择检查完后办理邮寄、快递、加急等便捷手续。

（7）检查后患者应继续门诊就诊，胃镜检查报告仅供临床诊断参考。

（8）无痛胃镜检查后，患者都有一个逐渐清醒的过程。根据自身身体和原有疾病影响，这个过程有快有慢，家属的声音和动作的刺激可加速患者的清醒。

①清醒前期患者有时会出现轻度兴奋或躁动不安，家属要做好看护，防止坠床。

②患者初步清醒时即可坐起，拔除静脉留置针。坐位可加速缓解苏醒后的头晕状况。除了特殊大手术后患者需要留院观察外，一般患者清醒至术前状态时即可随家属离院。

③关于安全：当天忌骑车或开车，不宜从事精密工作及高空作业。若有严重不适，应及时去医院就诊。

6. 胃镜检查流程是什么

胃镜检查预约流程如图7-16所示，当日胃镜检查流程如图7-17所示。

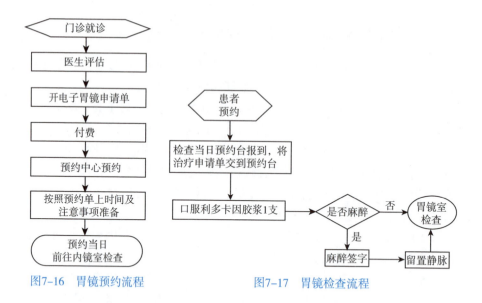

图7-16　胃镜预约流程　　　　　　　图7-17　胃镜检查流程

7. 胃镜是如何消毒灭菌的

为了减少患者之间的交叉感染，原国家卫生和计划生育委员会于2017年6月1日发布了WS 507–2016《软式内镜清洗消毒技术规范》，该规范要求医院应当配备与其规模和接诊患者数相适应的内镜及附件，以保证所用器械在使用前能达到相应的消毒、灭菌合格的要求，保障患者安全。还要求内镜的清洗方式必须采用内镜专用清洗剂和流动水。消毒方式可采用邻苯二甲醛消毒液浸泡或规范中规定的消毒剂，终末无菌水或过滤水冲洗，然后用75%乙醇溶液对所有内镜管道进行冲洗，最后用压力气枪、洁净压缩空气向所有管道充气至完全干燥，再用无菌纱布擦干内镜外表面及各部件等几个步骤。每个步骤都严格规定了操作时间和方法，对每条内镜清洗消毒使用者都有详细的记录，以便追溯。该规范的实施进一步加强医疗机构内镜清洗消毒工作，保障医疗质量和医疗安全。图7-18所示为浙江省台州市立医院内镜清洗消毒室。

以往，内镜的清洗消毒完全依靠手工方法进行，手工清洗的最大问题

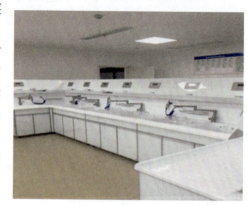

图7-18　浙江省台州市立医院内镜清洗消毒室

是清洗效率低，消毒质量不稳定。目前越来越多的医院采用全自动内镜清洗消毒设备（图7-19）进行内镜的消毒和灭菌。针对内镜配件，尽量使用一次性的，对于非一次性配件配有专用清洗打包设备，包装后专门送至中心供应室（图7-20）消毒灭菌。

现代化的内镜洗消中心不仅达到卫生部规范的标准，同时保证越来越多门诊量的需求，为内镜带来高效清洗消毒的同时，实现更安全与安心的内镜诊疗。

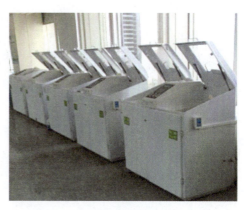

图7-19　全自动内镜清洗消毒设备

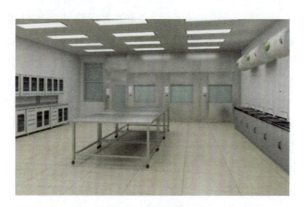

图7-20　中心供应室

第8章　早期食管癌和胃癌的治疗手段

食管癌和胃癌的治疗手段很多，总体上分为四大类，即手术治疗、内镜治疗、药物治疗和其他治疗。

1.手术治疗

手术是治疗食管癌和胃癌最主要的手段，其又分为根治性切除手术及姑息性手术两种。所谓根治性切除手术，即完全切除肿瘤病灶及周围组织，并根据肿瘤进展情况进行淋巴结清扫（即切除肿瘤周围相关的淋巴结）。手术适应证十分广泛，一般来说，只要患者全身情况良好，无心肺功能异常，无重大药物应用史，无明显出血倾向等，经过麻醉及手术医生评估，认为能够耐受手术，而又没有发现远处转移，就可以通过根治性手术切除肿瘤及肿瘤相关淋巴结。

目前治疗食管癌的根治性切除手术有经胸部食管癌根治术、胸腹两切口联合食管癌根治术、颈胸腹三切口联合食管癌根治术、腹腔镜下食管癌根治术、机器人辅助腔镜食管癌根治术等。治疗胃癌的根治性切除手术有经腹胃癌根治术、腹腔镜下胃癌根治术及机器人辅助胃癌根治术。手术医生与患者可根据肿瘤具体情况、患者身体情况及经济费用等方面进行综合考虑，共同拟订一个合适的手术方式。

治疗食管癌与胃癌的姑息性手术包括短路手术，即切除因肿瘤引起梗阻的食管或者胃，并重新吻合，以解决梗阻问题，改善晚期患者营养状况；或仅局部切除原发瘤灶，以减轻局部症状（如肿瘤压迫重要神经、血管或肿瘤引起梗阻等）。

> **医生提示**
>
> 非早期食管癌或胃癌还有手术治疗的可能性吗？
>
> 如果食管癌或胃癌初次诊断时已有远处转移，如颈部淋巴结转移、肝转移、肺转移等，那就不适合接受根治性手术治疗，而应该寻求非手术治疗，其中全身化疗是延长这些患者生存期和改善生活质量的最有效

方法。如果尚未出现上述远处转移，但是胃癌侵犯很深，而且有周围淋巴结转移，目前认为最好在接受几个疗程的化疗后再考虑进行手术，对延长患者将来总体的生存期和降低复发率都有好处。

2.内镜治疗

内镜治疗是近年来为治疗早期食管癌与胃癌开展的有效手段。内镜治疗相对于手术治疗，具有费用少、创伤小、恢复快、并发症少等优点，更重要的是，内镜手术保持了患者食管及胃的完整性，极大提高了患者的生活质量，避免了手术切除带来的风险。在日本和韩国，50%以上的早期食管癌和早期胃癌患者通过内镜治疗均可获得痊愈。

选择内镜治疗的患者需要进行术前评估，通常采用超声胃镜检查来确认病灶情况。一般来说，只要肿瘤尚未侵及黏膜下层（即肿瘤只长在表层，还未深入），经其他影像学检查表明肿瘤无远处转移，就可以进行内镜治疗。经过内镜治疗后，患者短时间内就可以下床活动，进流质饮食或软食，若无特殊情况可以很快出院，出院后定期进行胃镜复查即可。

内镜治疗早期食管癌与早期胃癌的方法有很多，可根据肿瘤的不同情况，如肿瘤的位置、蒂的有无、是否有糜烂出血等来选择不同的治疗方法。主要治疗方法包括早期食管癌与胃癌的内镜下黏膜切除术（EMR）、内镜黏膜下剥离术（ESD）、内镜黏膜下肿瘤挖除术（ESE）、内镜下全层切除术（EFR），以及内镜经黏膜下肿瘤隧道切除术（STER）等。值得一提的是，对于少数内镜操作难度较高的肿瘤，可以采用腹腔镜联合内镜，即所谓的"双镜联合"进行切除。

与手术治疗相同，内镜治疗也存在一定风险，如内镜手术中出血、穿孔，病灶不能完整切除，病灶切除后切缘残留、根部残留，以及其他意外情况，但发生率均较低。为防止出现上述情况，需要内镜操作医生具有丰富的操作经验，并在术前、术中和术后根据实际情况采取相应的预防与处理措施。如术中出血可以通过内镜下电凝、氩气刀等处理；小的穿孔可以在内镜下通过金属夹缝合，而无须开腹手术治疗；对于出血不止、穿孔无法保守治疗、病灶不能完全切除、切缘或者根部残留等情况，需要根据具体情况，选择立即或者择期开腹手术治疗。

对于晚期无法进行手术或内镜治疗的患者，应用内镜技术可以解决晚期患者梗阻、疼痛等症状，提高患者的生活质量，如内镜下狭窄球囊扩张治疗、内镜下支架放置术、内镜下胃–十二指肠造瘘术、内镜下放置小肠营养管、内镜下肿瘤化疗粒子注射术、内镜下腹腔神经节阻断术等。

医生提示

早期食管癌及早期胃癌患者在内镜手术以后，应该何时来门诊复查？

早期食管癌及早期胃癌患者接受内镜治疗后，应在术后3个月、6个月、1年接受内镜随访，了解创面愈合情况，以及是否有病灶残留和复发。

接受手术治疗的患者同样有必要定期进行检查。通常在手术后的前2年内，每6个月来医院检查1次，2年后可以每年检查1次。检查内容包括血液肿瘤标记物（CEA、CA199等）、CT、胃镜等，以确保早期发现问题并及时处理。

3.药物治疗

药物治疗又称化疗，即通过药物杀伤体内肿瘤细胞，是晚期不能手术的食管癌及胃癌患者的主要治疗手段，通过化疗能缩小瘤体，延缓肿瘤进展，改善患者生活质量，延长生存时间。化疗中的新辅助化疗，可用于手术前患者，该方法可减少肿瘤转移，缩小病灶，将部分肿瘤从"不可切除"转化为"可切除"，提高完全切除率，为患者争取手术机会。术后的辅助化疗，可减少肿瘤淋巴结转移和残留，减少复发。

4.其他治疗

其他治疗主要是对症处理，针对晚期癌症患者的疼痛、感染等症状进行内科治疗，同时辅以心理治疗，减少晚期食管癌及胃癌患者的痛苦，提高其生活质量。

第9章　内镜黏膜下剥离术治疗

1.什么是内镜黏膜下剥离术

（1）发展背景

随着科技不断进步与发展，自1980年开始，日本医生已经使用内镜相关技术，即内镜黏膜切除术（EMR）治疗一部分胃癌。此项技术相对于传统的外科手术治疗和其他治疗，有微创、疗效好等优势，逐渐引起了临床工作者的重视。但是，问题也接踵而至。对于直径大于2.0 cm的病灶，许多临床医生在进行EMR治疗时感到力不从心，通常需要3次左右才能将病灶较完整地切除，这样多次切除极易影响病理诊断。对于上述情况，自1994年开始，日本学者通过不断革新内镜技术和器械，使EMR不断完善，逐步衍化为一种新型技术——内镜黏膜下剥离术（ESD）。近10余年来，随着ESD技术在全世界范围内逐步开展，其优越的疗效得到越来越多临床医生的认可，尤其是在消化道早癌治疗方面。

（2）ESD和EMR的比较

从定义上理解，EMR治疗范围是仅仅针对于消化道黏膜层的病变，而ESD治疗范围不局限于黏膜层，可达到黏膜下层，其切除的范围更深更广。因此，相对于EMR，ESD术（图9-1）中出现穿孔、出血等并发症的概率更高，对操作者的内镜技术要求也更高。

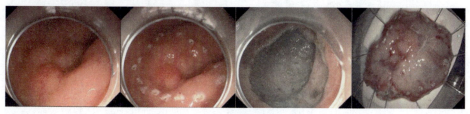

图9-1　胃窦黏膜早癌ESD术

ESD是从EMR衍化发展而来的新型治疗技术，其最主要的特点是一次性完整大块切除病灶。所以，ESD能很好地改善大块病灶进行EMR治疗时由于多次切除所造成的病理误诊及较高复发率等不足。

2.哪些患者可以选择内镜黏膜下剥离术治疗

一般来说，病灶没有血管、淋巴结转移、恶性程度低、侵犯程度较浅均是ESD治疗的适应证。因此，术前明确病灶位置、大小、侵犯程度，对于提高ESD的治疗效果是十分必要的。例如，对于黏膜下肿瘤（SMT），通过超声内镜（EUS）可以明确肿瘤的大小和起源层次；利用窄带成像（NBI）和内镜染色，可以观察到病灶整体的腺管开口和结构、毛细血管形态，有助于术前确定病灶的性质和大小。如图9-2~图9-4所示。

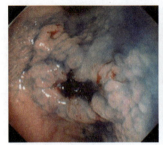 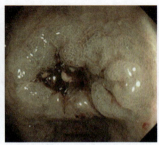 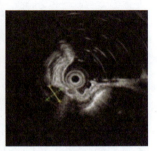

图9-2　染色内镜　　　　　图9-3　窄带成像　　　　　图9-4　超声内镜

下面，笔者将从食管和胃两个方面进一步讲述ESD治疗指征。

（1）食管

病变局限于黏膜层或黏膜下层，其直径不超过2.5 cm，或侵犯黏膜固有层但未突破固有膜且不侵犯淋巴管，均可考虑ESD治疗。常见的适应疾病有食管良性肿瘤、食管癌前病变、早期食管癌、巴雷特食管。

（2）胃

①胃良性肿瘤：例如胃间质瘤、胃脂肪瘤、胃息肉、胃异位胰腺等，术前利用超声内镜定位肿瘤的位置符合ESD指征后，可通过ESD完整切除病灶。但是，对于一些体积巨大或者侵犯较深的胃良性肿瘤，较之于内镜手术，外科开腹手术往往更加适合这类患者。

②早期胃癌：在ESD技术未普及之前，对于早期胃癌，绝大部分临床医生的诊疗意见是胃根治性切除+淋巴结清扫术，但这种根治性手术后，患者常出现反流、吞咽困难、腹部不适、腹胀等症状，且相关术后并发症发生率达40%以上，严重影响患者术后生活质量。因此，随着近几年内镜治疗技术的

发展，国内外医生逐步开展内镜下切除技术来治疗早期胃癌。经研究证实，内镜下切除技术针对低淋巴结转移发生率的早期胃癌，不仅能达到传统外科手术的良好疗效，而且能显著降低患者术后并发症的发生率及死亡率。

目前，针对病变直径较小的早期胃癌，普遍采用的内镜治疗方法是EMR，但对于直径大于2.0 cm的病灶，EMR有着其局限性：术后复发率较高，不能获取完整病理组织。在前文中我们提到，EMR衍生技术——ESD，其切除范围不仅能达到黏膜下层，而且能一次性剥离较大、较完整的病变组织。可见ESD对于直径较大的早期胃癌病灶，较EMR有着更为良好的治疗效果。

国内外较广泛认同的早期胃癌ESD治疗适应证为：①不论病灶大小，无合并溃疡存在的分化型黏膜内癌。②肿瘤直径≤30 mm，合并溃疡存在的分化型黏膜内癌。③肿瘤直径≤30 mm，无合并溃疡存在的分化型黏膜下癌。④肿瘤直径≤20 mm，无合并溃疡存在的未分化型黏膜内癌。⑤大于20 mm的胃黏膜上皮内高级别瘤变。⑥EMR术后复发、再次行EMR困难的黏膜病变。⑦高龄，有手术禁忌证或疑有淋巴结转移的黏膜下癌，拒绝手术者可视为ESD相对适应证。

3.内镜黏膜下剥离术有哪些风险

通过前文我们知道，EMR和ESD较传统外科手术而言，有着微创、术后恢复快、费用低、术后住院时间短，且与外科手术疗效相当等优点。但在另一方面，从早期日本医生开展EMR、ESD治疗以来，出血、穿孔、狭窄一直是内镜下切除技术主要的风险和并发症。下面主要介绍ESD手术中的常见并发症以及相应的处理措施。

（1）出血

内镜操作中，出血是最常见的并发症，尤其是对于ESD，术中出血几乎无法避免。如果不能及时止血，不但影响手术操作视野，增加操作难度，甚至会引发穿孔，而且还会延长手术时间，降低手术效率。因此，要在手术开始前做好出血的预防，患者须在手术前至少1周停止服用抗凝类药物，例如：阿司匹林、华法林等。对于术中出血，一些止血器械有着非常好的效果，例如：氩离子血浆凝固术——适用于出血量小，速度慢的创面；热活检钳——适用于出血量大、内镜视野模糊，无法确定出血点时；金属夹——适用于粗血管出血，其他器械难以止血时。

（2）穿孔

由于ESD切除范围较深，较EMR易造成消化道穿孔。穿孔曾经被视为极严重的ESD并发症，通常会导致患者气胸、气腹、皮下气肿、胸水、腹水，甚至威胁生命。然而，随着近几年内镜技术的不断发展，穿孔的预防和处理得到了极大的改善。

目前，金属夹夹闭和尼龙绳缝合是最主要的两类处理穿孔的方法。简要操作过程如图9-5~图9-7所示。

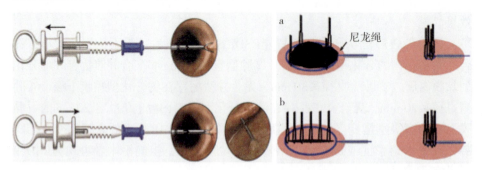

图9-5　金属夹夹闭　　　　　　　　　图9-6　尼龙绳缝合

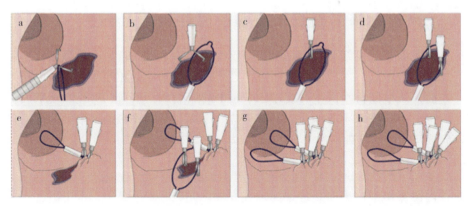

图9-7　金属夹联合尼龙绳缝合穿孔

对于穿孔引发的皮下气肿，大部分可在术后短时间内自行吸收消失。而对于较严重的气胸、气腹，需要及时进行穿刺排气直至病情改善。

（3）狭窄

ESD术后消化道狭窄主要包括两个方面：①食管术后狭窄（发生率6%~26%）。②胃幽门术后狭窄（发生率3.3%）。在上述情况中，术后患者通常会出现吞咽困难、进食不畅症状，严重影响生活质量。处理这类并发症，球囊扩张和黏膜下注射药物是现今主要的方法（图9-8）。

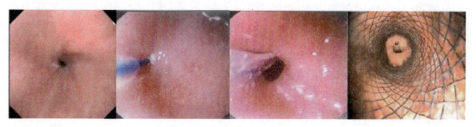

图9-8　食管ESD术后狭窄及狭窄后的扩张、支架

（4）其他

ESD手术还可能引发食管瘘、气腹、气胸、乳糜胸、肺部感染等并发症。另外，ESD手术需要进行全身麻醉，有麻醉意外和麻醉相关并发症发生的可能。对于心、肺、肾功能不全或术前患有此类疾病，术后可能会发生上述脏器损害，甚至危及生命。

4.内镜黏膜下剥离术是如何完成的？

ESD主要分5个步骤进行。

第一步：标记。标记的目的是确定病灶切除范围，对于不同类型的病灶，我们通常采取不同的处理方式。例如：对于边界清晰的病变，可以直接采用高频电刀进行标记；对于边界模糊的病变，可以采用NBI技术或用染色剂（靛胭脂）对其染色来确定其范围。进行标记时，我们习惯于病灶外缘2~ 5 mm处用高频电刀进行电凝标记，每个标记点之间距离为2 mm左右。

第二步：黏膜下注射，即标记病灶后，将注射液注入多个标记点外侧。这种操作有利于病灶抬起，与下面的肌层组织分离，减少固有肌层的损伤，从而降低穿孔和出血等手术并发症的发生率。

第三步：切开黏膜。在完成标记病灶、黏膜下注射充分抬举病灶后，于标记点或其外侧用电刀先切开部分黏膜，再深入黏膜下层切开周围全部黏膜。此步为ESD手术的关键，前期标记和黏膜下注射等准备工作十分必要，前者影响一次性切除的完整性，后者影响穿孔等手术并发症的发生概率。

第四步：剥离病灶。在进行剥离前，一定要判断病灶是否充分抬举。因为手术时间的延长，之前黏膜下注射的液体会逐渐被吸收，所以反复进行黏膜下注射充分抬举病灶，是剥离成功的前提。对于体积较小的病灶，可以直接使用圈套器剥离；对于体积较大的病灶，用电刀在其下方的黏膜下层进行剥离操作。

第五步：处理创面。完成病灶切除后，用止血钳和氩离子血浆凝固术对所有可能发生出血的部位进行预防性止血，有大血管的部位予以止血夹夹闭，然后喷洒黏膜保护剂。最后，对于大部分创面，一般均采用金属夹对缝创面，这样有利于患者术后恢复。

5.术前和术后需要注意什么

（1）术前注意事项

在进行ESD治疗之前，首先我们要明确患者是否符合手术治疗指征。关于此点，我们在前文中已进行较详细的叙述。然而，ESD治疗不仅对于病灶有着特定的要求，而且需要患者的身体能耐受手术所带来的创伤打击。术前的各项相关检查和功能评估十分必要，如血、尿、粪三大常规，凝血功能，肝肾功能等实验室检查，以及胸部X线、心电图等辅助检查。

另外，有心血管疾病的患者，在术前需通过24小时动态心电图、心脏彩超、平板运动试验等详细评估心功能。心脏代偿功能良好者，方可考虑行ESD手术治疗；有呼吸疾病的患者，术前需详细了解肺功能，尤其是合并哮喘的患者，需在术前预防性予以平喘解痉药物，防止术中哮喘发作；有肝肾功能不全的患者，术前予以肝炎病毒抗体、血肌酐、尿素氮、肝功能等检查，达到手术治疗安全范围时，方可行ESD治疗。

最后，一部分术前长期服用抗血小板聚集药或抗凝药（如阿司匹林肠溶片、波立维片、华法林等）的患者，存在潜在性出血倾向，从安全角度考虑，建议患者在内镜治疗前向相关医生详细咨询后，慎用或停用此类药物。

（2）术后注意事项

迟发型出血和穿孔是ESD术后常见的并发症。因此，术后患者需配合医生进行禁食，抗感染、制酸、消化道黏膜保护等治疗。一旦发生术后迟发性出血，需立即行急诊内镜止血，成功止血后仍需禁食，进行抗感染、制酸等治疗。

由于ESD手术所造成的创面较大，患者在术后需遵医嘱服用一定时间的制酸和保护胃肠道黏膜药物。同时，术后定期随访内镜检查也十分重要，能及时发现切除部位的愈合情况与病变复发情况。随访时间的安排一般是术后2个月、6个月、1年、2年，如在2年内未发现病灶复发者可视为治愈。

6.如何看懂病理检查报告单

要理解病理报告单的相关内容，首先要掌握肿瘤病理上的一些基本常识。日常生活中，老百姓通常认为"瘤"即是良性的，"癌"即是恶性的，如果从病理学角度来讲，这种说法是不科学的。在病理学上，肿瘤的命名规则是：肿瘤发生于哪种细胞或者组织，就以它为前缀命名；对于良性肿瘤在其组织或细胞类型后面加"瘤"字为后缀命名，而对于恶性肿瘤，如果肿瘤来自于上皮组织统称为"癌"，如果肿瘤来自于间叶组织统称为"肉瘤"。表9-1所示为上皮组织、间叶组织、淋巴造血组织中常见的肿瘤分类。

表9-1 常见肿瘤分类

病变位置	良性肿瘤	恶性肿瘤
上皮组织		
鳞状细胞	鳞状细胞乳头状瘤	鳞状细胞癌
基底细胞		基底细胞癌
腺上皮细胞	腺瘤	腺癌
间叶组织		
纤维组织	纤维瘤	纤维肉瘤
脂肪	脂肪瘤	脂肪肉瘤
平滑肌	平滑肌瘤	平滑肌肉瘤
血管	血管瘤	血管肉瘤
淋巴造血组织		
淋巴细胞		淋巴瘤
造血细胞		白血病

另外，有些患者时常在病理报告上看到异型增生和上皮内瘤变等专业性术语，其实这两种术语均是对肿瘤恶性程度的描述，异型增生分3种：轻度、中度、重度；上皮内瘤变分2种：低级别和高级别。根据病理报告我们可以大致判断肿瘤的恶性程度和治疗、随访方式。

（1）无肿瘤、异型增生或不能明确的，建议选择定期随访即可。

（2）低级别上皮内瘤变和轻度异型增生的，建议选择内镜切除或密切随访。

（3）高级别上皮内瘤变、中度以上异型增生、原位癌、黏膜内癌、可疑性浸润癌，建议选择内镜切除，严重的需外科手术治疗。

（4）黏膜下层浸润性癌，建议外科手术治疗。

7.早期癌术后需要放化疗吗

决定早期癌症术后是否需要放化疗的关键因素，在于癌细胞是否已经发生转移。因此，根据术后病理结果来决定患者后续的治疗，不仅是传统外科手术术后的治疗思路，也是内镜手术术后的治疗思路。大多数学者建议，术后病理报告提示有淋巴结转移或病灶周围切缘呈阳性的，术后需进行放化疗。对于术后病理报告提示无淋巴结转移和切缘呈阴性的病灶，考虑淋巴结有微转移的情况下，患者也需在短时间内密切随访病情，及时对症治疗。

8.为什么有些患者术后需要追加外科手术治疗

内镜黏膜下剥离术虽有微创、高效等优势，但通过前面的讲述我们知道，一些患者在完成ESD治疗后，其疗效并不十分明显，甚至有复发、追加手术的可能。ESD术后追加手术的患者，参考其病理报告一般分为五类：肿瘤侵犯黏膜下层而病灶切缘呈阴性；病灶切缘呈阳性；病灶切缘不能确定；高度怀疑淋巴结转移可能；ESD术后复查提示肿瘤复发。对于上述情况，通常建议追加手术治疗。

由此，我们知道，术后病理报告和定期随访复查，对于把握肿瘤复发和转移情况，提高ESD疗效，有极其重要的意义。

参考文献

［1］姚礼庆，徐美东.实用消化内镜手术学［M］.武汉：华中科技大学出版社，2013.

［2］国家卫生计生委人才交流服务中心.消化内镜诊疗技术［M］.北京：人民卫生出版社，2017.

［3］徐美东，周平红，姚礼庆.隧道内镜治疗学［M］.上海：复旦大学出版社，2017.

［4］李玉林，步宏，李一雷，等.病理学［M］.北京：人民卫生出版社，2018.

［5］内镜黏膜下剥离术专家协作组.消化道黏膜病变内镜黏膜下剥离术治疗专家共识［J］.中华胃肠外科杂志，2012，15（10）：1083-1086.

［6］SATOSHI Tanabe, SHIGEKI Hirabayashi, ICHIRO Oda, et al. Gastric cancer treated by endoscopic submucosal dissection or endoscopic mucosal resection in Japan from 2004 through 2006：JGCA nationwide registry conducted in 2013［J］. Gastric Cancer, 2017, 20

（5）：834-842.

[7] NORIYA Uedo, YOJI Takeuch, RYU Ishihara. Endoscopic management of early gastric cancer：endoscopic mucosal resection or endoscopic submucosal dissection：data from a Japanese high-volume center and literature review [J]. Annals of Gastroenterology, 2012, 25（4）：281-290.

[8] POPIELA T, KULIG J, KOLODZIEJCZYK P, et al. Long-term results of surgery for early gastric cancer [J]. Br J Surg, 2002, 89（8）：1035-1042.

[9] BANDO E, YONEMURA Y, TANIGUCHI K, et al. Outcome of ratio of lymph node metastasis in gastric carcinoma [J]. Ann Surg Oncol, 2002, 9（8）：775-784.

[10] SCHLEMPER R J, RIDDELL R H, KATO Y, et al. The Vienna classification of gastrointestinal epithelial neoplasia [J]. Gut, 2000, 47（2）：251-255.

[11] Japanese Gastric Cancer Association. Japanese gastric cancer treatment guidelines 2010（ver. 3）[J]. Gastric Cancer, 2011, 14（2）：113‐123.

[12] GOH P G, JEONG H Y, KIM M J, et al. Clinical outcomes of endoscopic submucosal dissection for undifferentiated or submucosal invasive early gastric cancer [J]. Clin Endosc, 2011, 44（2）：116-122.

[13] ONO H, YAO K, FUJISHIRO M, et al. Guidelines for endoscopic submucosal dissection and endoscopic mucosal resection for early gastric cancer [J]. Digest Endosc, 2016, 28（1）：3‐15.

[14] CHIU P W, SUNG J J. Endoscopic resection for early gastric cancer：one piece is better than dash to pieces [J]. Gastrointest Endosc, 2011, 74（3）：494‐495.

[15] CHIU P W, TEOH A Y, TO K F, et al. Endoscopic submucosal dissection（ESD）compared with gastrectomy for treatment of early gastric neo-plasia：a retrospective cohort study [J]. Surg Endosc, 2012, 26（12）：3584‐3591.

[16] SONG K Y, HYUNG W J, KIM H H, et al. Is gastrectomy mandatory for all residual or recurrent gastric cancer following endoscopic resection? A large-scale Korean multi-center study [J]. Journal of Surgical Oncology, 2008, 98（1）：6‐10.

[17] KAWATA N, KAKUSHIMA N, TOKUNAGA M, et al. Influence of endoscopic submucosal dissection on additional gastric resections [J]. Gastric Cancer, 2015, 18（2）：339-345.

第10章 消化内镜下治疗实录

随着消化内镜治疗技术的不断发展，越来越多的消化道疾病列入消化内镜手术的适应证。以往需行剖腹手术治疗的消化道早癌，现绝大部分已可通过内镜下切除治疗。这不仅可免除患者创伤大、术后生活质量下降等问题，而且可获得满意效果，并可为组织学诊断提供完整的病理学资料。传统的EMR只可进行较小病变的一次性完整切除，对于较大的平坦病变，EMR治疗只能通过分块切除的方法来进行，其结果是不能获得完整的病理学诊断资料，肿瘤局部残留和复发的概率也大为增加。ESD最初由日本学者于1996年开展，其首创使用IT刀对大于2 cm的消化道早期癌进行黏膜下剥离，并获得了一次性成功切除。后来，随着ESD手术的大量开展和内镜医师经验的积累，ESD以其独特的优越性，如微创、安全有效、可提供完整的病理学诊断资料等，现已得到普遍应用和广泛认可。

浙江省台州市立医院内镜中心从2012年7月开始开展消化道ESD及相关内镜诊疗工作至今，已积累了丰富的经验，为广大消化道早癌及黏膜下肿瘤（SMT）患者解除疾病的同时，最大限度地保证了患者术后的生活质量。相关手术案例图片如下。

1.早期食管癌

早期食管癌ESD术案例见图10-1。

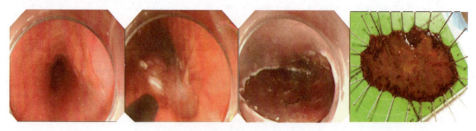

图10-1 食管早癌ESD术案例

2.早期胃癌

胃黏膜早癌ESD术案例见图10-2~图10-3。

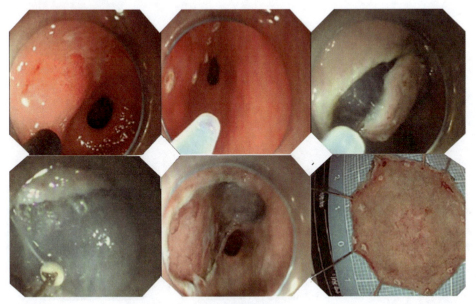

图10-2　胃黏膜早癌ESD术案例1

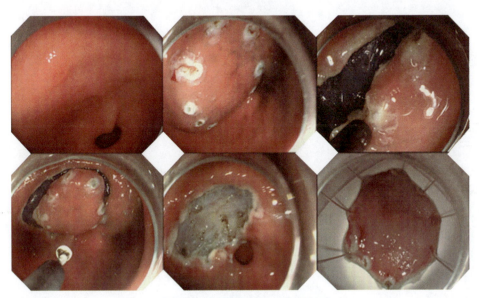

图10-3　胃黏膜早癌ESD术案例2

3.上消化道SMT

上消化道SMT-STER术及SMT-ESD术案例如图10-4~图10-6所示。

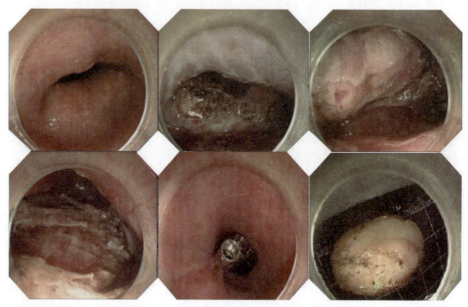

图10-4　食管SMT-STER术案例

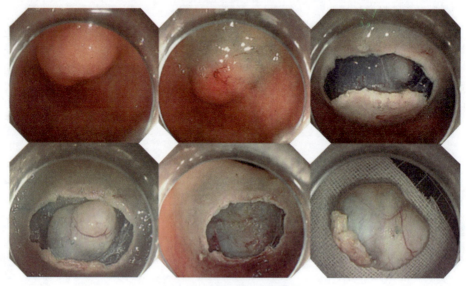

图10-5　胃SMT-ESD术案例

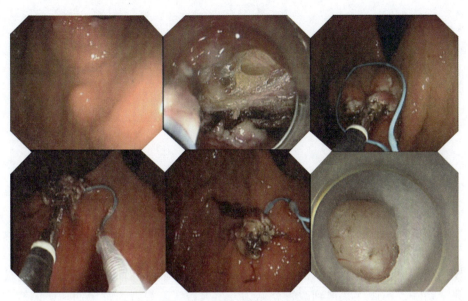

图10-6　胃SMT-EFR术案例

第11章　早期癌患者的预后及随访相关问题

1.定期随访的必要性

随着内镜技术的发展，诸如内镜下黏膜切除术、内镜黏膜下剥离术等技术日臻成熟，以及内镜下治疗适应证的扩大，内镜下可以实施根治治疗的早期癌范围更大，术后肿瘤的残留及复发率显著降低。然而，不能因为肿瘤被完全切除，不适症状得到改善就认为万事大吉了。患者通过定期随访仍然可以明显地获益。首先随访中医生可以根据患者手术结果以及患者术后的临床表现对病情进行评估，并定制个体化的治疗和复查方案；其次，通过定期的随访复查可以早期发现肿瘤的复发、再发及转移，以便早期采取治疗措施。最后，及时的治疗可以明显提高肿瘤患者的生存率及生活质量。

2.早期癌术后患者生活中应注意哪些问题

首先，要树立战胜病魔的信念，保持乐观积极的心态。虽然现在已有许多癌症患者康复的事实，但仍有些患者及家属都谈"癌"色变。其实癌症并不可怕，失去信念才可怕。在同等医疗条件下，那些乐观面对疾病并与之作斗争的人，往往要比那些被癌症吓倒的人疗效好得多。

其次，在日常生活中应尽量避免一些高危因素。对于食管鳞癌，有研究显示，吸烟者的发生率较常人增加3~8倍，而酗酒者则增加7~50倍。在我国食管癌高发区，主要致癌危险因素是致癌性亚硝胺及其前体物和某些霉菌及其毒素。因此，避免吸烟和过度饮酒，防霉，减少含有亚硝酸盐食物的摄入等显得尤为重要。对于胃癌而言，环境和饮食因素也与其发生密切相关。流行病学研究提示，经常食用霉变食品、腌制烟熏食品、过多摄入食盐，可增加其危险性。*Hp*感染也是引发胃癌的主要因素之一，1994年WHO宣布*Hp*是人类胃癌的Ⅰ类致癌原。此外，良性疾病如慢性萎缩性胃炎、胃息肉、胃溃疡和残胃炎，良性病变如肠形化生、异型增生，也是胃癌的高危因素。在避免高危生活习惯的同时，对于癌前病变应及时治疗和复查。

最后，注意生活饮食规律，早睡早起，定时进餐，不宜食用过烫的食物，进食不宜过饱，合理营养搭配，保证营养摄入；同时，可进行适度的体育锻炼，增强体质。

3.早期癌可以治愈吗

对于早期胃癌患者来说，术后3年存活率为97.8%，5年存活率为90.9%，10年存活率为61.9%，而Borrmann分型Ⅰ/Ⅱ型的进展期胃癌5年生存率约为71.9%，Ⅲ/Ⅳ型5年生存率约为38.6%，可见胃早期癌的治愈率是非常高的。

食管癌就目前的统计资料来看，Ⅰ期的5年生存率达90%，而Ⅱ、Ⅲ、Ⅳ期的5年生存率分别为50%、35.8%、16.9%。因此，早期发现的食管癌具有良好的治疗效果。

4.早期癌患者术后何时来门诊定期检查

根据2010年最新食管癌诊疗规范建议：早期食管癌患者接受内镜下治疗后，第1年内每3个月1次，此后每年1次；随访内容包括病史、体检和内镜检查，其他根据情况决定是否行血液常规、血液生化和影像学检查。

而对于早期胃癌的术后检查，我们一般建议术后一年内第2、6、12个月进行内镜随访，以明确黏膜切除遗留的溃疡面是否愈合及局部复发情况。若内镜治疗完整切除肿瘤，以后每年复查1次，可早期发现其他部位是否有新生病变；若肿瘤未能完整大块切除或病灶切缘评估不确定，但尚无淋巴结转移者，则术后3年内每6个月复查1次，以便及时发现病灶局部是否有复发，同时行CT、超声内镜等检查除外淋巴结转移及远处转移（表11-1）。

表11-1 早期癌患者术后定期检查安排

术后时间	术后复查内容	
	内镜完整切除	肿瘤未能完整大块切除或病灶边缘评估不确定
术后2个月	内镜随访	
术后6个月	内镜随访	
术后12个月	内镜随访	
术后18个月		内镜随访，CT、超声、内镜等

续　表

术后时间	术后复查内容	
	内镜完整切除	肿瘤未能完整大块切除或病灶边缘评估不确定
术后24个月	内镜随访	CT、超声、内镜等
术后30个月		内镜随访，CT、超声、内镜等
术后36个月	内镜随访	CT、超声、内镜等
术后48个月	内镜随访	CT、超声、内镜等

5.如果发现术后狭窄怎么办

　　早期食管癌内镜治疗后，术后狭窄发生率较高，可达6%~26%，多发生在食管病变超过75%周径的患者，内镜下进行扩张治疗可获得一定的疗效。对于反复扩张治疗疗效仍不理想的患者，也可在狭窄处留置生物降解型支架，放置半年，可使食管腔保持长期通畅。早期胃癌术后狭窄发生率仅为3.3%，均发生在胃窦部。内镜下扩张治疗穿孔发生率较高，风险较大，故处理上仍以保守治疗为主。若保守治疗无效，根据患者不同情况选择内镜下水囊扩张法或是外科手术治疗。

6.如果发现局部复发和淋巴结转移怎么办

　　早期癌复发治疗前首先要进行综合评估，全面了解复发肿瘤的浸润深度、大小、部位、组织类型、有无转移等情况，再确定治疗方案。如果肿瘤侵犯深度较浅且无淋巴结及远处转移，病灶较小时，可采用电凝术和氩气刀烧灼；病灶>5 mm，则需行内镜黏膜下剥离术，并对标本的病理结果进行评估，以决定临床随访还是进一步行外科手术治疗。如果术前发现肿瘤侵犯较深（此时淋巴结转移概率较高），或明确发现淋巴结转移，或进行内镜下治疗后发现肿瘤侵犯较深有淋巴结转移可能或切缘阳性，则考虑转外科手术治疗，是否需行放化疗则根据术后病理结果决定。

参考文献

　　[1] FLOROU A N，GKIOZOS I C，TSAGOULI S K，et al. Clinical Significance of Smoking Cessation in Patients With Cancer：A 30-Year Review [J]. Respir Care，2014.

　　[2] PASECHNIKOV V，CHUKOV S，FEDOROV E，et al. Gastric cancer：

Prevention，screening and early diagnosis［J］. World J Gastroenterol，2014，20（38）：13842−13862.

［3］陆再英，钟南山.内科学（第7版）［M］.北京：人民卫生出版社，2008.

［4］吴在德，吴肇汉.外科学（第7版）［M］.北京：人民卫生出版社，2008.

［5］LU J，HUANG C M，ZHENG C H，et al. Consideration of tumor size improves the accuracy of TNM predictions in patients with gastric cancer after curative gastrectomy［J］. Surg Oncol，2013，22（3）：167−171.

［6］中国抗癌协会食管癌专业委员会.食管癌规范化诊治指南［M］.北京：中国协和医科大学出版社，2011.

［7］姚礼庆，周平红.内镜黏膜下的剥离术［M］.上海：复旦大学出版社，2009.

第12章　食管癌和胃癌的预防

1.化学预防食管癌和胃癌

　　癌的化学预防是一项非常复杂的工作，涉及面广，时间较长，需要大量的人力、物力。因此，目前进行全民预防尚有很大的困难；同时它的范围非常广泛，包括维持合理的饮食营养平衡、改变不良的生活习惯等方面。社会人群中每人发生癌瘤的概率是不一样的。癌高风险人群虽然在全民中只占很小一部分，但他们发生癌瘤的概率比一般人群要高得多。癌高风险人群包括：①老年人群（≥50岁）；②暴露在一定致癌物的人群，这主要指职业癌；③因遗传缺陷而造成的患癌风险人群；④治疗后的癌瘤患者；⑤癌前病变或癌前疾患的患者。胃癌与食管癌高风险人群化学预防范围尚无文献报告。从我国的现实出发，我们认为胃癌与食管癌化学预防的重点应为伴有食管/胃癌前病变或食管/胃癌前疾病患者和食管癌/胃癌根治性切除术后患者；在有条件的食管癌/胃癌高发区可进行全民预防。其中，对癌前病变和癌前疾病的治疗是降低癌症发病率的一条重要途径。

　　近几十年来世界各国进行的食管癌及胃癌病因学研究确认，环境因素尤其膳食因素是发病的主要原因，目前较为普遍接受的是N–亚硝基化合物（NOC）病因学说，其核心是前体物NO_2^-、NO_3^-和胺类、酰胺类等含氮化合物随膳食、饮水等进入胃内，在一定条件下发生亚硝化反应，形成致癌性NOC，导致食管、胃黏膜癌变。同时，Hp感染也可能与胃癌发病有关。

　　因此，我们根据现有的研究，提出若干主要的预防措施，以尽最大可能减轻食管癌及胃癌对人类的危害。

（1）增加膳食中维生素C、维生素E等摄入量

　　蔬菜是人类NO_2^-、NO_3^-的两大主要来源之一。英国人经蔬菜摄入的NO_3^-占总量（每日人均75 mg）的90%，而美国人（每日人均75 mg）为85%。在肿瘤病因中，来源于不同的NO_3^-意义有很大差别。新鲜蔬菜中除含有大量的NO_3^-外，同时还含有多种维生素（如维生素C、维生素E）、多酚类化合

物、氨基酸等，因而能消除NO_3^-与NO_2^-，抑制内源性亚硝化反应，降低了本身NO_3^-的潜在危害。这与迄今研究得出的新鲜蔬菜、水果对胃癌有显著保护作用的结论一致。经加工过的蔬菜，如盐腌萝卜、酸泡菜等含有相当高的NO_2^-、NO_3^-也明显升高，且维生素C、维生素E等已被破坏，十分有利于体内外NOC合成。这可能是该类食物与人类胃癌、食管癌发病有关的重要原因之一。所以应提倡食用新鲜蔬菜，少食用腌制后的蔬菜。经常食用水果或饮用新鲜果汁也能达到同样目的。

（2）降低饮水中NO_2^-含量

人类直接由外环境摄入的NO_2^-量很小。人体的NO_2^-主要来源于膳食中的NO_3^-在体内的还原，估计可达5%。如NO_3^-摄入量较高，可为体内合成NOC提供足够的NO_2^-。胃癌、食管癌高发区人群饮水中的NO_3^-含量明显高于低发区，因而经饮水摄入的NO_3^-量相当高。在人体内的亚硝化过程中，来源于饮水中的NO_3^-与来自新鲜蔬菜中的NO_3^-这意义可能很不相同。饮水中除NO_2^-、NO_3^-外，几乎不含维生素C、维生素E等，故极有利于亚硝化反应，而新鲜蔬菜具有明显的抑制NOC合成作用。

（3）戒烟及减少饮酒

影响人体内NOC合成的因素十分复杂。SCN^-、Cl^-、I^-及Br^-等对其有明显促进作用。日本学者报道，吸烟者胃癌死亡率比非吸烟者高50%，而且开始吸烟年龄越早，死亡率越高。烟雾中除含有多环芳烃（PAH）及烟草特异性亚硝胺（TSNA）等致癌物外，烟雾中SCN^-、NO_2^-等成分的高含量促进体内NOC合成增加可能是重要因素之一。酒精性饮料、烟草中除了可含有PAH、NOC等致癌物外，还能影响NOC等的体内代谢，促进NOC合成。同时，它们是食管及胃黏膜刺激物，动物实验中有促癌作用。所以戒烟、减少饮酒，是对于有该习惯的人群最有效的预防方法。

（4）减少食用腌制制品

盐腌、酸泡蔬菜与胃癌、食管癌发病均有联系。这类食物有下述特征：①含NaCl高，一般可达10%~30%；②NO_2^-、NO_3^-含量高；③可检出较高含量的NOC；④维生素C、维生素E等几乎被全部破坏；⑤pH值低，呈酸性；⑥霉菌、细胞污染严重。因此这类食品除本身对上消化道黏膜产生理化损伤外，还直接或间接地增加了人体接触NOC水平。有报道，盐能直接损伤胃黏膜，增加有丝分裂，诱发胃炎。高盐食物还能促进并诱发大鼠胃腺癌。

最近在我国开展的回顾性对比和病例对照研究均发现大蒜对胃癌有抑制

作用。实验研究也表明大蒜能抑制肿瘤在动物体内的生长，能强烈抑制胃腺癌细胞的集落形成，还能抑制胃肠道硝酸盐还原菌合成亚硝胺的作用，降低胃内硝酸盐含量并阻断亚硝胺的化学合成。山东省苍山县盛产大蒜，该县居民有常食蒜习惯，其胃癌死亡率仅是胃癌高发区栖霞县的1/12。

（5）清除胃内Hp感染

Hp作为胃癌的直接病因目前尚缺乏有力的证据，但它在胃癌发病中的作用已受到广泛重视。1994年10月在第一届世界胃肠病学大会上，一些学者预言通过清除Hp感染，可以使胃癌的发病率下降30%。目前用于治疗Hp感染的药物有三类：抗生素、铋制剂和抑酸剂。抑酸剂通过改变胃内微环境而抑制Hp的生长、繁殖，但不能杀灭Hp。很多抗生素如庆大霉素、四环素、呋喃唑酮、红霉素、甲硝唑等对Hp均有杀灭作用，目前认为杀灭Hp最好的抗生素为苄羧青霉素。抗生素与铋制剂联用的三联、四联疗法目前也被推崇。对无症状的Hp感染者是否需要治疗目前尚有争论。Hp再感染率很高，根除比较困难。清除Hp后是否会像人们所预料的那样导致胃发病率大幅度下降，尚需经长期随访观察才能得出结论。但是目前还是推荐胃镜检查Hp阳性患者进行抗Hp治疗，可以防患于未然。

2.警惕青年人食管癌和胃癌

（1）青年人患食管癌和胃癌的比例

近年来，食管癌和胃癌有年轻化的趋势。近年来我国每年新发现40万例胃癌患者，占世界发病人数的42%；并且我国新发胃癌患者呈现年轻化趋势，30岁以下年轻人的比例由20世纪70年代的1.7%升至当前的3.3%，几乎翻了一番。由于80%的早期胃癌没有症状，漏诊、误诊率高达27%，故胃癌有"隐性杀手"之称。同样，近年来我国食管癌的发病年龄也呈低龄化的趋势，35岁以下的青年人患病明显增多，占发病总人数的30%。青年人患食管癌或胃癌时，常以为自己是功能性消化不良、胃炎、胃溃疡、胃下垂、胃痉挛等而没有及时就诊或者没有及时接受胃镜等检查，从而延误治疗，降低预期疗效。

（2）青年人患食管癌和胃癌的原因

食管癌和胃癌的发病率不断升高，且日益年轻化，主要跟以下几个原因有关。

①嗜烟：过量吸烟是青年人易患食管癌和胃癌的重要原因之一。烟雾中含有多种导致细胞突变的物质，如3,4-苯并芘、砷、镍、芳香胺等。烟草中还含有氰化物，尤其是硫氰酸可增强胃内致癌物亚硝胺的合成。吸烟对食管癌的发生危险性也随着吸烟量的增加而增加，如果每日吸烟超过10支，则危险性较大。

②酗酒：青年人经常过量饮酒，使食管和胃部屡屡遭受乙醇的强烈刺激。据医学研究机构调查，大量饮用啤酒的人发生食管癌的危险性比不饮酒者高10倍。饮酒容易引起胃部慢性炎症，进而使胃黏膜重度增生，最终导致胃癌的发生。

③饮食不当：一些青年人饮食习惯不良，嗜好熏烤或腌制食物。这些食物中含硝酸盐较多，而硝酸盐在胃内可转化成亚硝胺类化合物，此类化合物可诱发食管癌和胃癌。同时熏烤食品中的致癌物质3,4-苯并芘含量极高。有的青年人则偏爱"麻辣烫"饮食，这些人的食管癌、胃癌发生率比无此饮食习惯的人高出4倍以上。还有的青年人不喜欢吃新鲜蔬菜，殊不知新鲜蔬菜中的维生素C能阻断亚硝胺在体内的形成，有一定的抗癌作用。

④生活无规律：一些年轻人经常不吃早餐，有时又暴饮暴食，饥一顿、饱一顿，有的经常熬夜，生活没有一定的规律，也是诱发食管癌与胃癌的原因之一。

⑤精神紧张：当今快节奏的工作和生活，以及社会上的竞争使得年轻人的心理压力增加，精神上处于持续应激状态。而精神压力过重，可影响胃的蠕动和分泌，易于诱发胃病，并可降低人体的免疫功能，促进癌症的发生。

（3）青年人食管癌和胃癌的特点

35岁以下青年人食管癌的发病主要以吞咽困难为首发症状，最初有吞咽不适，以后进行性加重，由进食硬饭不适到需要借助喝水帮助吞咽，再逐渐发展到不能进食软饭，不能进食稀饭，只能喝牛奶，最后滴水不进。除吞咽困难外，尚有胸背痛。有些患者早期症状表现为进食时胸骨后烧灼感、胀满感。

青年人胃癌的早期症状主要有上腹部疼痛、食欲减退、胃部闷胀、反酸、上腹不适、消瘦等。确诊时可能已有1个或者多个临近脏器转移，失去早期根治的机会，因此早期检查、尽早治疗显得尤为重要。有些女性患者是在查出卵巢癌后，"顺藤摸瓜"再查到胃癌的。此现象可能与这一年龄段女性的内分泌活动有关。专家指出，女性患者在被诊断为胃癌后同时需要进行盆腔B超或者CT检查，以排除卵巢转移。

医生提示

青年人胃癌的五大特点。

①早期病例少：在确诊的青年人胃癌患者中，Ⅲ期或Ⅳ期的患者占60%～85%，而Ⅰ期和Ⅱ期的只占少数。

②女性患者多：一般胃癌患者中男女之比约为3∶1，而青年人胃癌患者中男女之比约为1∶2。

③症状隐匿：青年人胃癌多为上腹部隐隐作痛感觉不舒服、胃纳欠佳、消化不好，容易给人以假象，常会以为是胃溃疡、慢性胃炎、胃痉挛等，误诊、漏诊率高，失去早期诊断和根治的机会。等到中晚期来就诊时由于肿瘤很大，约40%有呕吐症状出现。

④易发生出血：青年人胃癌多数是黏液腺癌，此种类型恶性程度高，生长极快，癌症周围供血不足，很容易造成溃疡，导致上消化道出血(出现不明原因的黑便及大便隐血试验持续阳性)或穿孔。

⑤发病凶险：青年人胃癌具有病程短、癌肿发展迅速、转移早、预后不好等特点。年龄越小，病程越短，最短者仅有半年，有相当一部分患者在确诊之时已有广泛转移，并很快出现恶病质。女性患者往往有卵巢转移。

（4）争取早期发现及早期治疗

医生提示

青年人饮食上应该注意哪些问题？

①少吃油炸食物：因为这类食物不容易消化，会加重消化道负担，多吃会引起消化不良，还会使血脂增高，对健康不利。

②少吃腌制食物：这些食物中含有较多的盐分及某些可致癌物，不宜多吃。

③少吃生冷食物、刺激性食物：生冷和刺激性强的食物对消化道黏膜具有较强的刺激作用，容易引起腹泻或消化道炎症。

④规律饮食：研究表明，有规律地进餐、定时定量，可形成条件反射，有助于消化腺的分泌，更利于消化。

⑤定时定量：要做到每餐食量适度，每日三餐定时，到了规定时间，不管肚子饿不饿，都应主动进食，避免过饥或过饱。

⑥温度适宜：饮食的温度应以"不烫不凉"为度。

⑦细嚼慢咽：以减轻胃肠负担，对食物充分咀嚼次数愈多，随之分泌的唾液也愈多，对胃黏膜有帮助。

⑧饮水择时：最佳的饮水时间是晨起空腹时及每次进餐前1小时，餐后大量饮水会稀释胃液，用汤泡饭也会影响食物的消化。

⑨注意防寒：胃部受凉后会使胃的功能受损，故要注意胃部保暖不要受寒。

⑩避免刺激：不吸烟，因为吸烟使胃部血管收缩，影响胃壁细胞的血液供应，使胃黏膜抵抗力降低而诱发胃病。应少饮酒，少吃辣椒、胡椒等辛辣食物。

⑪补充维生素C。

　　早期发现、早期治疗是目前解决食管癌与胃癌的关键。由于年轻人新陈代谢旺盛、肿瘤增殖快、易发早期转移，所以恶性程度很高，尤其表现在胃癌中。据统计，在确诊的青年人胃癌中，分化最差的黏液腺癌占50%~60%，是老年人胃癌的3~6倍，这直接影响青年人胃癌的治疗效果。但由于青年人心肺功能好，免疫状态佳，组织修复力强，耐受力强，能够接受较大范围的手术治疗，或者术前辅助放化疗，如果发现较早，手术预后比老年人要好得多。总之，只要定期体检，早期发现，及时诊治，青年人食管癌与胃癌并没有想象中致命。

第13章　癌是怎样扩散及转移的

癌是机体细胞异常增殖形成的新生物，常表现为机体局部的异常组织团块，且癌组织多呈浸润性生长。癌最重要的生物学特点在于其不仅可在原发部位浸润生长，还可通过多种途径扩散及转移到身体的其他部位。目前造成癌难治的一大原因就是癌的扩散和转移。

癌的扩散和转移途径主要包括4个方面：局部浸润和直接蔓延，淋巴转移，血行转移，种植转移。

1.癌的局部浸润和直接蔓延

癌的局部浸润和直接蔓延主要表现为随着癌的不断长大，癌细胞沿着组织间隙和神经束衣连续浸润生长，从而破坏邻近的组织和器官。癌细胞局部浸润和直接蔓延的机制比较复杂，大致可以归纳为4个步骤：①癌细胞表面的黏附分子减少。正常细胞上皮表面有很多黏附分子，它们之间的相互作用有助于阻止细胞移动。而癌细胞表面黏附分子减少，且癌细胞表面的化学组成及结构特殊，使癌细胞间的黏着力低，连接松散，容易与癌块脱离，为扩散创造了条件。②癌细胞与基底膜的黏着增加。癌细胞表面有比正常细胞多的层粘连蛋白，使得癌细胞与基底膜的黏着增加。③细胞外基质的降解。癌细胞产生的蛋白酶能够溶解细胞外基质成分，使基底膜局部形成缺损，有利于癌细胞通过。④癌细胞的迁移。癌细胞含有能促使血栓形成的特殊物质，使癌细胞进入血管后得以附着在血管壁或其他部位并继续生长，为血行转移奠定基础。

2.癌细胞的转移

癌细胞的转移是指癌细胞从原发部位侵入淋巴管，血管或经其他途经被带到他处继续生长，形成与原发部位肿瘤相同类型的肿瘤，这个过程称为转移，所形成的肿瘤称为转移瘤或转移癌。转移是恶性肿瘤的特征。

癌细胞的常见的转移途径包括淋巴转移、血行转移及种植转移等。一旦癌细胞侵入淋巴管，可以脱落形成栓子，或在管内增殖、形成连续性肿物，但多数是通过淋巴管进入区域淋巴结而形成淋巴结内转移。一般淋巴结转移出现的时间越早，其范围可能也越广泛。当含有癌细胞的淋巴液进入血液后（沿胸导管），或癌细胞直接侵入小血管，就可能发生血行转移。进入血液中的癌细胞以单个细胞或由纤维素连成一团的形式在血流中移动。一般进入血循环中的癌细胞不能存活，但当它们在运行过程中得到停留的机会，则会浸出管壁并进入血管周围的间质，生长成转移灶。抗凝剂和化学治疗有可能减少肿瘤的转移，而挤压、局部操作则可能增加转移的机会。机体不同的组织对转移有不同的亲和性，肝、肺、骨髓、脑及肾上腺为常见的转移部位，而脾、肌肉等则很少出现转移。

（1）淋巴转移

一般出现最早，因此进行肿瘤切除时，要进行淋巴结清扫；放疗除了照射原发肿瘤病灶外，还要照射周围淋巴结。淋巴系统遍布周身，是癌细胞转移的理想及首选通道。淋巴转移往往由近及远，如乳腺癌首先转移到同侧腋窝淋巴结，之后转移到锁骨上、下淋巴结，甚至对侧腋窝淋巴结。

（2）血行转移

直接侵入血管或经淋巴管进入血管的癌细胞，会随血流到达身体的其他部位如肺、脑、肝和骨等，这就是血行转移。胃肠道癌常转移至肝和肺，乳腺癌、肾癌、骨肉瘤等常转移到肺，肺癌易转移至脑，前列腺癌易转移到骨。化疗就是为了避免癌细胞通过血行转移，而用药"沿途"消灭癌细胞。

（3）种植转移

发生于胸腔、腹腔等体腔内器官的恶性肿瘤，侵及器官表面时，癌细胞可以脱落，像播种一样种植在体腔其他器官的表面，形成多个转移性肿瘤。这种播散方式称为种植转移。癌细胞如果从肿瘤表面脱落，"掉"在胸腔、腹腔和脑脊髓腔等处，就会"生根发芽"。发生地一般在这些空腔的下部，如肋膈角、直肠膀胱窝、颅底等处。

了解了癌症的转移方式，我们也就明白了癌症的治疗需要采取综合性治疗。各种冠以"根治术"名称的手术，终归是一种局部治疗的方法。虽然切除了原发癌块和周围的淋巴结，但癌细胞可以在手术前（甚至更早）手术中、手术后转移。所以，手术切除了癌瘤，并非万事大吉。因此针对癌症的治疗，应当采用手术、化疗、放疗，以及中医中药治疗等综合治疗方法。

第14章　进展期癌的综合治疗

癌的发生机制决定了针对它的治疗不能局限于单一的措施。癌细胞的特点是无限制、无止境地增生，使患者体内的营养物质被大量消耗；癌细胞还可转移到全身各处生长繁殖，导致人体消瘦、无力、贫血、食欲不振、发热，以及严重的脏器功能受损等。因此，需要对癌症进行有效的治疗，提高患者的生活质量和延长患者的生存时间。

针对癌症的治疗，不仅要加大力度提高早期癌症的诊断率，更要重视对进展期癌的综合治疗。通过探索新的综合治疗的理念与方法，有助于提高进展期癌的疗效，对患者生活质量的提高及生存期的延长至关重要。

1.外科手术治疗

外科手术治疗是癌症治疗中最古老、最重要的手段之一，也是许多早期癌症首选和最有效的治疗方法。通常包括标准化的根治性手术、姑息性手术和探查性手术。

（1）标准化的根治性手术

对于进展期癌，经过多年的临床探索，各类进展期癌的根治性手术的合理治疗范围已经有了基本的共识，这主要取决于大样本、多中心与前瞻性临床研究所提供的证据。由于恶性肿瘤生长快，表面没有包膜，和周围正常组织没有明显的界线，局部浸润厉害，并可通过淋巴管转移。因此，手术要把肿瘤及其周围一定范围的正常组织和可能受侵犯的淋巴结彻底切除。这种手术适合于肿瘤范围较局限、没有远处转移、体质好的患者。

（2）姑息性手术

肿瘤范围较广、已有转移而不能作根治性手术的晚期患者，为减轻痛苦，维持营养和延长生命，可以只切除部分肿瘤或做些减轻症状的手术，如造瘘术等。

（3）探查性手术

对深部的内脏肿物，有时经过各种检查不能确定其性质时，需要开胸、开腹或开颅检查肿块的形态，肉眼区别其性质或切取一小块活组织快速冰冻切片检查，明确诊断后再决定手术和治疗方案，为探查性手术。

进展期癌的手术效果如何并非单由生存率来决定，患者术后的生活质量也是考量手术效果的重要指标。满意的手术效果不但能使患者术后长期存活，而且能保持患者良好的生活质量。

2.放疗和化疗

（1）放疗

放射治疗简称放疗，是利用放射线如放射性同位素产生的 α、β、γ 射线和各类X射线治疗机或加速器产生的X射线、电子线、质子束及其他粒子束等治疗恶性肿瘤的一种方法。

放疗之所以能发挥抗癌作用，是因为癌细胞对放射线敏感。放疗治疗肿瘤的机制包括：①直接损伤：主要由射线直接作用于有机分子而产生自由基引起DNA分子出现断裂、交叉。②间接损伤：主要由于射线使人体组织内水分子发生电离，产生自由基，这些自由基再和生物大分子相互作用，导致不可逆损伤。以上两种效应有同等的重要性。

肿瘤对放射线敏感性的高低与肿瘤细胞的分裂速度、生长速度成正比。同一种肿瘤的病理分化程度与放射敏感性成反比，即肿瘤细胞分化程度低则放射敏感性高，而分化程度高者则放射敏感性低。因此临床根据肿瘤对不同剂量放射线的反应不同可分为三类：①对放射高度敏感的肿瘤，包括淋巴瘤、精原细胞瘤、无性细胞瘤及低分化的鳞状上皮细胞癌、小细胞未分化型肺癌等。②对放射中度敏感的肿瘤。③对放射不敏感的肿瘤，其照射量接近甚至超过正常组织的耐受量，放疗的效果很差，如某些软组织肉瘤和骨的肿瘤等。放射敏感性与放射治愈率并不成正比。放射敏感性高的肿瘤，虽然局部疗效高，肿瘤消失快，但由于肿瘤的恶性程度大，远处转移机会多，因而难以根治。鳞状上皮癌的放射敏感性属中等，但它的远处转移少，故放疗治愈率较高。高度放射敏感的肿瘤可以放疗为主，此类肿瘤放疗的5年生存率可达90%以上。

放射治疗对癌症是否有效，取决于许多因素，如临床发现时间的早晚，肿瘤病理类型和肿瘤对放射的敏感性，患者的整体状况及肿瘤周围情况等。

（2）化疗

化疗是化学药物治疗的简称，是利用化学药物阻止癌细胞的增殖、浸润、转移，直至最终杀灭癌细胞的一种治疗方式。它是一种全身性治疗手段，和手术、放疗一起，并称为癌症的三大治疗手段。

化疗将药物经血管带到全身，对身体所有细胞都有影响。化疗药物的选择性不强，在杀灭癌细胞的同时也会不可避免地损伤人体的正常细胞，从而出现药物的不良反应。这种疗法所用药物对人体存在不同程度的损害，体内细胞，无论是否恶性细胞都会受到破坏。

常用的化学治疗的临床应用有4种方式。

①晚期或播散性肿瘤的全身化疗：这类肿瘤患者通常缺乏其他有效的治疗方法，常常一开始就采用化学治疗，近期目的是取得缓解，这种化疗称为诱导化疗。如开始采用的化疗方案失败，改用其他方案化疗时，称为解救治疗。

②辅助化疗：是指局部治疗后，针对可能存在的微小转移病灶，防止其复发转移而进行的化疗。

③新辅助化疗：临床上相对较为局限性的肿瘤，手术切除或放射治疗有一定难度的，可在手术或放射治疗前先使用化疗。其目的是通过化疗使肿瘤缩小，从而减少切除的范围，缩小手术造成的伤残；其次化疗可抑制或消灭可能存在的微小转移灶，提高患者的生存率。

④其他特殊途径化疗：包括腔内治疗、椎管内化疗及动脉插管化疗。腔内治疗包括癌性胸腔内、腹腔内及心包腔内积液的治疗。椎管内化疗多用于治疗侵犯中枢神经系统的癌症。动脉插管化疗多见于肝癌的化疗。

3.靶向治疗

靶向治疗是指以标准化的生物标记物来识别是否存在某种特定的控制肿瘤生长的基因或基因谱，以此确定针对特异性靶点的治疗方法。在细胞分子水平上，针对已经明确的致癌位点来设计相应的治疗药物使肿瘤细胞特异性死亡，而不会波及肿瘤周围的正常组织细胞的分子靶向治疗又被称为"生物导弹"。

肿瘤靶向治疗技术按治疗原理可分为生物性靶向治疗、化学性靶向治疗、物理性靶向治疗三大类。

生物性靶向治疗中，比较成熟的是过继性细胞免疫疗法。这种疗法的理念是，通过人体自身的免疫细胞杀死肿瘤细胞的原理来治疗肿瘤，利用具有杀伤肿瘤细胞活性的细胞来治疗肿瘤的同时，能够增强人体的免疫功能，抑制肿瘤细胞生长。

　　化学性靶向治疗即分子靶向药物治疗，肿瘤内科学50年来在药物研制中的发展都是集中在细胞毒性攻击性的药物。虽然继蒽环类（阿霉素、表阿霉素）、铂类（顺铂、卡铂）之后又有很多强有力的化疗药物如紫杉醇注射液（泰素）、多西他赛注射液（泰索帝）、盐酸伊立替康注射液（开普拓）、注射用奥沙利铂（乐沙定）、注射用盐酸吉西他滨（健择）等问世，并在各个不同的癌症中发挥重要作用，但其性质仍然属于不能分辨肿瘤细胞和正常细胞的药物，临床应用受到诸多因素的限制。科学家们在不断探索癌症的分子生物学发病机制时意识到，如果能够针对癌症的特异性分子变化给予有力的打击将会大大改善治疗效果，引发了抗癌治疗理念的变革。

　　物理性靶向治疗包括：①冷冻治疗即氩氦超导手术治疗系统，可对多种肿瘤施行精确冷冻切除，并且在肝癌、肺癌、胰腺癌、前列腺癌、肾肿瘤、乳腺癌等治疗领域取得了突破性的进展。手术中冷冻适用于几乎所有实质性肿瘤，与射频等其他消融方法不同，氩氦刀冷冻既能治疗小肿瘤，也能治疗体积较大的（直径大于5 cm）数目较多的肿瘤；由于血管内血流的释热作用，冷冻不易引起大血管损伤，也可以用于治疗大血管附近的、不能手术切除的肿瘤。②热疗技术包括射频消融（RFA）和微波消融（MWA）。射频是一种频率达到每秒15万次的高频振动。在高频振荡下，两电极之间的离子沿电力线方向快速运动，由移动状态逐渐变为振动状态。由于各种离子的大小、质量、电荷及移动速度不同，离子相互摩擦并与其他微粒相碰撞而产生生物热作用。因肿瘤散热差，使肿瘤组织温度高于其邻近正常组织，加上癌细胞对高热敏感，高热能杀灭癌细胞，而副作用不发生。微波消融从原理上与射频消融类似。微波可使靶组织分子耦极震荡和旋转进而产热，结果导致热凝固。组织热变性的主要机制是水分子旋转。在活体内，微波的传导不需要依赖组织的导电性，受组织炭化及脱水的影响小。因此，MWA比RFA的消融范围更大，且肿瘤内的温度足够高，消融时间更短，肿瘤灭活更完全。③放射性核素治疗包括精确靶向外放射治疗技术中的X刀、γ刀、三维适形放射治疗（3D-CRT）、调强放疗（IMRT）。也包括影像引导放射治疗（IGRT）技术、放射性粒子植入间质内照射治疗。④其他靶向治疗包括光动力学治疗和介入治疗等。

　　根据靶向部位的不同，又可以将肿瘤靶向治疗分为两大类，即肿瘤细胞靶向治疗和肿瘤血管靶向治疗。肿瘤细胞靶向治疗是利用肿瘤细胞表面的特异性抗原或受体作为靶向，而肿瘤血管靶向治疗则是利用肿瘤区域新生毛细血管内皮细胞表面的特异性抗原或受体起作用。应用靶向技术向肿瘤区域精确递送药物的"靶向治疗"和利用肿瘤特异的信号传导或特异代谢途径控制的"靶点治疗"是肿瘤研究的热点。

针对肿瘤在器官组织、分子水平的靶点不同，可以使用不同的靶向治疗技术进行靶点治疗。局部病灶的靶点可以用局部靶向消融治疗、靶向放射治疗、放射性粒子植入靶向内照射治疗、高能聚焦超声治疗、血管内介入治疗和局部药物注射治疗。分子靶向治疗的靶点是针对肿瘤细胞的恶性表型分子，作用于促进肿瘤生长、存活的特异性细胞受体及信号传导等通道，影响新生血管的形成和细胞周期的调节，实现抑制肿瘤细胞生长或促进凋亡的抗肿瘤作用。

目前，癌症治疗已逐渐进入综合治疗时代，单一的治疗方法已经被摒弃。综合治疗是根据癌症的类型、性质、分期和发展趋势，合理、有计划地将几种治疗手段联合应用的治疗策略。这将有助于大幅度提高癌症患者的生存率和改善患者的生活质量。

第15章　认识食管和胃的其他疾病

1.食管和胃黏膜下肿瘤

（1）胃镜检查发现"隆起"是怎么回事

在了解了胃镜检查、常见的胃和食管恶性肿瘤、内镜下治疗的新途径之后，我们再来看看另外一些在食管和胃里隐藏得更深的病灶。

常常有患者在门诊拿着胃镜报告焦虑地询问："医生，我前两天做了个胃镜，竟然发现了一个瘤子！这可怎么办呢？"这时，胃镜检查报告上的诊断往往是"食管（胃）黏膜下隆起"，而在彩图报告上，可以看到1个或多个突出于消化道黏膜表面的隆起物（图15-1），仔细观察这些隆起物的表面，可以发现和周围的正常黏膜并无二致，完全不像恶性肿瘤那些菜花状的新生物或是深浅不一的溃疡灶。那么，这些隆起究竟是什么呢？

要了解这些隆起的本质，我们需要先来了解一下消化道管壁的层次。食管和胃的结构类似，我们可以把它们都想象成一根通道，我们把食物咽下之后，这些美味就顺着这根管道不断前进，同时被人体所消化和吸收。

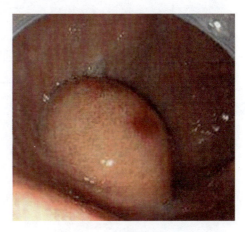

图15-1　胃底隆起性病变

对于食管来说，如果我们把一个细长的食管剖开，在显微镜下，我们可以看到它的剖面由几个不同的层次构成。

首先，位于最里层的部分称为黏膜层，黏膜层是我们的消化道直接和食物接触的部分。在医学上，黏膜层又可细分为上皮、固有膜和黏膜肌层3个部分，而我们熟知的食管癌、胃癌等称之为"癌"的疾病，都是由黏膜层上皮部分的病变发展而来的；固有膜、黏膜肌层则含有血管、淋巴管、消化腺、少量的肌肉，帮助供应食管的血氧，同时促进食管的蠕动和消化液的分泌。

在黏膜层之下的结构，理所当然地被人们称为"黏膜下层"，这一层次中特别含有一种叫"黏膜下神经丛"的神经组织，它的作用在于告诉食管：食物来临，可以开始工作了！此时，食管的蠕动就会增强，同时分泌一些黏液帮助食物的输送。

再往下看，我们就可以看到肌肉组织，也称固有肌层。就像运动时肌肉会收缩一样，在我们吃东西的时候，食管这层肌肉的收缩也会帮助将食物向下推送，到达下一站进一步消化吸收。

最后一层结构，也就是食管管腔的最外层，则是一层薄薄的外膜，将整个管道和外界的其他器官隔开，也可保持消化道外层管壁的滑润，减少摩擦，有利于胃肠蠕动。

胃的管壁结构与食管大致相同，只是比食管多了更多的消化腺，用来分泌胃酸和各种消化液，同时也有厚厚的肌肉层，通过肌肉收缩达到蠕动的目的，最终将食物研磨并输送到十二指肠和更远的小肠以供我们吸收食物中的养分。

了解了食管和胃的结构以后，我们就能来聊聊这些"隆起"究竟是怎么回事了。其实，这些隆起长在黏膜上皮以下的层次里，最常见的有黏膜肌层（虽然仍旧属于黏膜层的范围，但是表面被上皮所覆盖，于是这些隆起就好像穿了件外套一样，让人们看不见它们的真面目）和固有肌层。我们可以想象，如果外衣的内侧袋里放了一个乒乓球，那么从外表看，也许只能看到一个隐约的隆起轮廓，甚至如果放置的东西足够小、又隐藏得足够深，连隐约的轮廓都看不到也完全不无可能。胃镜检查发现的这些隆起就好像这些乒乓球，只是乒乓球变成了人们所害怕的肿瘤，并且隐藏在消化道管壁深层的结构里。当它们长大到一定程度，或者隐藏得不够好的时候，我们就会在胃镜检查的过程中发现这些所谓的"隆起"（图15-2）。

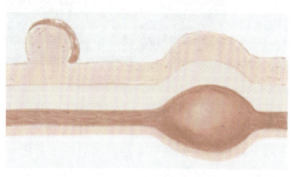

图15-2　隆起性病变示意

现在我们明白了，这些隆起就是隐藏在消化道管壁中的肿瘤。"肿瘤"大概是患者们最害怕听到的字眼之一，但并不是每一个肿瘤都是十恶不赦之徒，有些肿瘤依然保持温和的、良性的特点，而另一些则可能更凶猛，对健康更具威胁。那么，知道有了肿瘤之后，我们如何进一步发现它们的真正属性呢？

（2）如何鉴别隆起的原因

患者们最担心、最焦虑的莫过于怕自己身上的这枚肿瘤是恶性的。那么，究竟怎样才能确定这些看不见真面目的隆起是敌是友呢？

在人们熟知的常规检查手段中，CT检查常常是患者们的第一反应。"医生，要不给我做个CT看看吧？"其实，对于体积较小的黏膜下肿瘤，CT或其他影像学检查往往并不能获得满意的结论，有时甚至连肿瘤的影子都看不见。但是，对于部分体积较大的肿瘤，CT检查依然有它独特的价值，能够明确肿瘤的生长方式，比如是往胃腔里面长，还是仅仅在胃里有个小隆起，而大部分的肿瘤都往胃腔以外长了？另一方面，CT也有可能检查出原来在胃镜下没有发现的多发的其他肿瘤，这也是别的检查所无法替代的。

另一项常用的检查称为超声胃镜检查。顾名思义，这也是胃镜检查的一种，其特色在于在胃镜的前端有一个超声探头，就和平时我们做的B超检查类似，只不过这一次是在胃镜下对病灶进行一个超声波检查。医生能够通过超声的图像，明确黏膜下肿瘤到底来源于消化道管壁的哪一层，同时通过超声图像的低、中、高或是不均匀回声结果，对肿瘤的性质进行预判。超声胃镜也是目前对黏膜下肿瘤进行诊断的最主要工具。

既然超声胃镜是对肿瘤性质进行"预判"，也就是说还不能够下最终结论。通常情况下，医学上所称的"诊断金标准"是指通过显微镜下观察组织细胞形态，或者通过近年来更为先进的生物免疫组化及基因检测的方式，来明确肿瘤的最终性质。可是，在对于黏膜下肿瘤的诊断中，要在治疗前获得明确的病理学诊断常常让医生们犯难。一般情况下，医生可以在胃镜检查的过程中，通过胃镜的钳道将一根活检用的细长钳子伸进患者的消化管内，并在直视下对于病灶进行小块取材，从而获得能够在显微镜下检查的标本。但是由于活检钳往往只能取到表面的上皮组织，而不能更深入地对黏膜下肿瘤真正的病灶进行活检，因此普通活检无法达到要求。因此，需要改换思路，穿刺到肿瘤的深部再进行活检可以吗？由此发展出了在超声胃镜的引导下进行穿刺活检的技术，这样一来，既能穿刺到实实在在的肿瘤组织，又能在一定程度上规避穿刺所带来的风险，如出血、穿孔等严重的并发症。不过，即使如此，依然有一定比例的患者在穿刺活检之后出现了不良反应；另一方面，虽然风险极低，穿刺本身也有可能造成肿瘤的转移和播散；再次，即使穿刺活检，也有可能得到的只是一些坏死的组织，病理学上不能得到明确诊断，因此超声引导下穿刺活检目前仍未成为诊断黏膜下肿瘤的主要手段。

说了这么多，黏膜下肿瘤到底哪些是良性，哪些是恶性呢？

不同部位的黏膜下肿瘤都有各自的好发类型。在上消化道中，最常见的是一种叫作"平滑肌瘤"的良性肿瘤，可以占到所有食管黏膜下肿瘤的90%左右。这种类型的肿瘤发展缓慢，恶变率低，多数患者都是在体检胃镜检查时发现的，平日并无症状，只有在肿瘤长到一定大小，甚至堵塞食管的时候才会出现吞咽困难等不适。

另一种上消化道常见的黏膜下肿瘤被称为"间质瘤"，多发于胃。以往间质瘤被分为良性、恶性、交界性3种，但随着对间质瘤认识的深入，目前所有间质瘤均被认为有恶性潜能，不再划为良性肿瘤的范围内。但即使具有一定的恶性潜能，间质瘤也有低危、中危、高危、极高危的区别。因此，并非所有间质瘤都会进展迅猛，无须过度紧张。

另外，还有一些其他的良性黏膜下肿瘤，如食管囊肿、血管瘤、脂肪瘤、神经纤维瘤、神经鞘瘤等，较为少见。恶性黏膜下肿瘤更为罕见，主要为食管平滑肌肉瘤、脂肪肉瘤等。需要注意的是，胃内的隆起有时会是非肿瘤性的病变，以异位胰腺多见，是发育过程中残留在胃壁内的正常胰腺组织。

当然，所有这些黏膜下肿瘤的最终鉴别和诊断都需要靠完全切除后，获得完整的标本，送至病理科进行检查，才能得到最终确诊。也有部分病灶在显微镜下因为形态特殊而难以获得确诊，此时通过免疫组化及基因检测的方法一般可明确。

（3）如何处理食管和胃黏膜下肿瘤

在初步了解了黏膜下肿瘤的性质之后，接下来我们谈谈治疗。一般来说，体积较小的黏膜下肿瘤多为良性病变，即使完整切除后病理诊断为间质瘤，也很有可能因为体积小而被归为低危组别。因此，对于瘤体直径小于2 cm的黏膜下肿瘤，患者可以选择随访，1～2年后复查胃镜，观察瘤体是否增大。对于瘤体直径大于2 cm的黏膜下肿瘤，根据肿瘤的部位、体积、初步诊断，以及综合评估患者的身体状况、是否有转移征象等，个体化制订诊疗方案。

传统外科手术方式需经胸或经腹，开膛剖肚后才能对肿瘤进行切除。近20年来腔镜技术发展日趋成熟，胸腔镜、腹腔镜概念的普及使得微创的理念深入人心，通过在体表定点打洞，将手术操作器械由这些孔洞伸入体内对肿瘤进行切除，成为潮流的发展趋势。近年来发展的新热点是通过内镜操作对肿瘤进行切除，换言之，通过内镜下完成手术后，患者体表没有任何伤口，已然完成了对疾病的根治，这也是微创理念新的里程碑。不过内镜下手术的也有一定的局限。对于体积较大、向腔外生长的肿瘤，内镜手术的操作难度和风险相对较高，同时对内镜医师的技术要求极高，因此究竟选择何种治疗方式，仍需患者和医生充分沟通后仔细权衡。

（4）食管和胃黏膜下肿瘤内镜微创切除新技术：ESD、EFR、STER和双镜联合治疗

近10多年来，内镜技术的发展可谓一日千里，从最初的基本检查至今，已经可以在内镜下进行一系列的操作，除了对病灶进行活组织检查明确诊断外，甚至还能够直接对其进行切除。下面我们就来了解一下内镜下治疗的新进展。

①ESD：ESD的全称为内镜下黏膜剥离术。在之前的章节中，我们已经了解了ESD是如何操作的，以及如何通过ESD技术对胃和食管的黏膜病变进行治疗。那么，如何通过ESD技术对消化道的黏膜下肿瘤进行治疗呢？

我们已经知道，黏膜下肿瘤披覆了一层正常的上皮，而ESD技术恰恰可以将这一层上皮剥离，裸露出黏膜层之下的层次。去除了表面的遮盖后，肿瘤终于露出了"庐山真面目"，此时内镜医生就能够利用内镜下的特殊工具在直视下沿着肿瘤的边缘对整个瘤体进行完整地挖除。最后，使用特殊的金属夹将手术的创面完整的夹闭，起到止血、缝合的作用。而挖除的肿瘤也能够利用抓钳、网篮等工具从患者的口中取出，并送至病理科进行进一步的化验，得到最终诊断。

②EFR：前面提到，有一部分的黏膜下肿瘤体积较大，隐藏得很深，并且突向消化道腔外生长。如果采用普通的ESD技术进行内镜切除，往往会造成消化道管壁的缺损，也就是说，产生了穿孔这一内镜医生最担心的并发症。那么，是不是就没有办法通过内镜操作对这部分肿瘤进行治疗了呢？

对此，有部分艺高人胆大的内镜医生展开了新的尝试。既然穿孔在所难免，不如将被动穿孔转为主动穿孔，索性将突向腔外的肿瘤连同边缘的黏膜一起全部切除，在消化道管壁上挖除一个洞来，然后再通过尼龙绳、金属夹等缝合器械对缺损的创面进行修补，甚至可以用人体内的自身组织如大网膜等对创面进行完全覆盖，几个月后创面就能完全愈合。这项内镜的新技术EFR于是应运而生，即内镜下全层切除术。EFR技术要求高，仅限应用于胃和结肠，但此项技术的发展无疑为内镜治疗技术提供了新思路。

③STER：前面提到，EFR仅限应用于胃和结肠。对食管的黏膜下肿瘤，由于食管的周围组织特殊，如果在食管管壁上造成穿孔，往往会引起严重的感染，甚至危及患者生命，因而是EFR的禁忌证。此时，聪明的内镜医生利用食管黏膜下层组织疏松的特点，发明了另一项新技术STER，即内镜经黏膜

下隧道肿瘤切除术。STER的操作原理是，首先在肿瘤上方的食管黏膜表面切开一个小口，露出黏膜下层，然后将内镜伸进黏膜下层这一疏松的结构里，像打隧道一样不断前进，直至到达肿瘤所在的位置。此时，内镜医生可以明确地看到肿瘤的边界，从而进行小心谨慎地切除，避免因盲视而导致挖除过深造成意外穿孔。在完整切除肿瘤并将瘤体取出后，对隧道内的组织进行彻底止血，最后只需退回到隧道入口，同样利用金属夹夹闭这一小小的开口就完成了手术。

④双镜联合治疗：也许有读者会问，对于一些体积比较大的肿瘤，如果不能在内镜下进行治疗，还有别的微创治疗方式吗？答案是肯定的。

腹腔镜及胸腔镜手术是开展的最多的微创手术方式之一，一般情况下，操作娴熟的腔镜医生能够通过腔镜顺利地完成手术。但也有一些例外，比如一些黏膜下肿瘤体积较大，无法通过内镜切除（可能会出现严重的出血或无法缝合的穿孔），但肿瘤向腔内生长，腔镜却是只能看到消化道的外膜，就像我们只能看到衣服的外面，却无法透视内侧口袋里的乒乓球一样，腔镜虽然能够完整切除肿瘤，但此时却只能干着急，因为完全看不见肿瘤的影子！此时，内镜可以提供帮助，通过胃镜头端的照明光源在胃壁上透出一个亮点，告诉腔镜手术医生，肿瘤在这里！接下来的一切都好办了，确定了手术范围，腔镜就能够顺利地将周围的区域一同切除下来，完成手术。这就称为双镜联合治疗。

当然，双镜联合治疗也可以是以内镜治疗为主的手术。此时，内镜医生成了主角，用内镜武器对肿瘤进行切除。与此同时，腔镜起到的作用是监视和适时弥补，可以告诉内镜医生，正在被切除的区域比较薄弱，需要小心，可能有穿孔的风险；或是在行EFR术时，创面过大内镜难以缝合的时候，腔镜就能即时进行安全有效地修补。

双镜联合治疗相辅相成，对于部分体积较大的黏膜下肿瘤不失为一个不错的微创选择。

2.贲门失弛缓症

（1）吞咽困难应考虑哪些疾病

食物从口腔进入胃内，其中任何一个环节出现问题，均可引起吞咽困难。这个过程中最常出现问题的环节便是食管，而食管疾病最突出的症状便是吞咽困难。食管是一个长管状的肌性器官，是消化道最狭窄的地方，长约25~30 cm，通过食管肌肉的蠕动收缩推动食物迅速输送至胃内。食管存在2个括约肌，食管上端括约肌和食管下端括约肌，如将食管比喻成传输带，上下括约肌就相当于入口和出口。食管肌肉障碍（传输带缺乏动力）、食管腔梗阻（传输带狭窄）、括约肌无法松弛（出口无法开启）等都可引起吞咽困难。最常见的疾病包括食管良恶性肿瘤、食管瘢痕性狭窄、贲门失弛缓症等。

（2）贲门失弛缓症是什么疾病

贲门失弛缓症是最常见的食管功能性疾病，由于吞咽时食管出口无法开启（食管下端括约肌不松弛），传输带缺乏动力（食管肌肉缺乏蠕动），造成吞咽困难。该病病因尚不清楚，多见于20~50岁人群，病程较长。吞咽困难、食物反流、胸骨后疼痛、体重减轻是其四大主要症状。吞咽困难的特点是时轻时重、与精神因素相关。由于病因不明，目前治疗方法主要是松弛食管下端括约肌，使食物顺利通过出口进入胃腔。

（3）如何诊断贲门失弛缓症

结合患者病史、钡餐、食管测压、内镜检查基本可明确诊断。贲门失弛缓症的钡餐检查典型表现为食管扩张、末端呈"鸟嘴"样改变；内镜下贲门失弛缓症的特点包括：①食管内残留中到大量的积食，多呈半流质状态覆盖管壁，黏膜水肿增厚，失去正常食管黏膜色泽；②食管体部扩张，有不同程度的扭曲变形；③管壁可呈节段性收缩环，似憩室膨出；④贲门狭窄程度不等，直至完全闭锁不能通过。早期贲门失弛缓症内镜下可无显著异常，有时镜身通过贲门阻力感并不明显（图15-3）。食管测压显示食管蠕动缺乏、

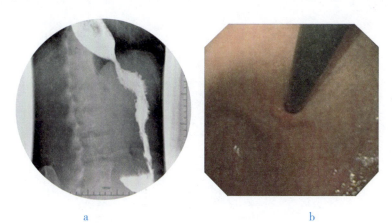

a   b

图15-3　贲门失弛缓症的钡餐表现和内镜表现

a.钡餐检查可见食管末端呈"鸟嘴"样改变；b.内镜下可见贲门比较紧，紧包镜身

下端括约肌松弛不能，是诊断贲门失弛缓症的金标准。胃镜检查主要用于排除食管器质性改变如狭窄、肿瘤等，可见食管腔内食物和液体潴留，贲门紧闭，胃镜勉强通过。

（4）如何治疗贲门失弛缓症

治疗贲门失弛缓症的传统方法包括：药物治疗、扩张治疗、肉毒素注射治疗、金属支架治疗和外科手术。①药物治疗是目前治疗方法中效果最差的一种，由于疗效差、副作用大，仅用于对其他治疗无法耐受或其他治疗前的过渡治疗。②扩张治疗包括球囊扩张和硬探条扩张，通过机械力将贲门口撑开，扩张后贲门口可见裂痕和渗血，充分、有效、多次的扩张疗效较好，但同时也增加了穿孔、误吸等操作风险。③肉毒素作为一种神经毒素，经过内镜下注射至食管下段后降低其压力，使肌肉松弛。内镜下注射肉毒素安全、简便，具有较好的近期疗效，远期疗效较差。④金属支架治疗通过内镜将一管状的金属支架支撑在食管下段，其近期疗效较好，但由于其并发症如支架移位、食物反流等限制了在临床上的使用。⑤外科手术主要针对症状重、对其他治疗效果不佳的患者，经胸腔或经腹腔将食管下段周围肌肉切开，使食管出口扩大，也就是所谓的贲门肌层切开术（Heller术），在上述治疗方案中其疗效最好。

（5）经口内镜肌切开术

具体方法详见第16章。

第16章　贲门失弛缓症的微创治疗

贲门失弛缓症又称贲门痉挛、巨食管，是最常见的食管功能性疾病，由于吞咽时食管出口无法开启（食管下端括约肌不松弛），传输带缺乏动力（食管肌肉缺乏蠕动），造成吞咽困难。该病病因尚不清楚，多见于20~50岁人群，病程较长。吞咽困难、食物反流、胸骨后疼痛、体重减轻是其四大主要症状。吞咽困难的特点是时轻时重、与精神因素相关。由于病因不明，目前治疗方法主要是松弛食管下端括约肌，使食物顺利通过出口进入胃腔。

1.贲门失弛缓症的临床表现

（1）吞咽困难

无痛性吞咽困难是本病最常见最早出现的症状，占80%~95%。起病症状表现多较缓慢，但亦可较急，初起可轻微，仅在餐后有饱胀感觉。吞咽困难多呈间歇性发作，常因情绪波动、发怒、忧虑、惊骇或进食生冷和辛辣等刺激性食物而诱发。病初咽下困难时有时无，时轻时重，后期则转为持续性。少数患者咽下液体较固体食物更困难，有人以此征象与其他食管器质性狭窄所产生的吞咽困难相鉴别。但大多数患者咽下固体比液体更困难，或咽下固体和液体食物同样困难。

（2）食物反流和呕吐

贲门失弛缓症的患者食物反流和呕吐发生率可达90%。随着吞咽困难的加重，食管的进一步扩张，相当量的内容物可潴留在食管内至数小时或数日之久，而在体位改变时反流出来。呕吐多在进食后20~30分钟内发生，可将前一餐或隔夜食物呕出。从食管反流出来的内容物因未进入过胃腔，故无胃内呕吐物的特点，但可混有大量黏液和唾液。在并发食管炎、食管溃疡时，反流物可含有血液。

患者可因食物反流、误吸而引起反复发作的肺炎、气管炎，甚至支气管扩张或肺脓肿。

（3）疼痛

有40%～90%贲门失弛缓症患者有疼痛的症状，性质不一，可为闷痛、灼痛、针刺痛、割痛或锥痛。疼痛部位多在胸骨后及中上腹；也可在胸背部、右侧胸部、右胸骨缘及左季肋部。疼痛发作有时酷似心绞痛，甚至舌下含硝酸甘油片后可获缓解。其发生机制可能为食管平滑肌强烈收缩或食物滞留性食管炎所致。随着吞咽困难的逐渐加剧，梗阻部位以上的食管进一步扩张，疼痛反而会逐渐减轻。

（4）体重减轻

体重减轻与吞咽困难影响食物的摄取有关。对于吞咽困难，患者虽多采取选食、慢食、进食时或食后多饮汤水将食物冲下，或食后伸直胸背部、用力深呼吸或屏气等方法以协助咽下动作，使食物进入胃部，保证营养摄入。但病程长久者仍可有体重减轻、营养不良和维生素缺乏等表现，而呈恶病质者罕见。

（5）其他

贲门失弛缓症患者常可有贫血，偶见由食管炎所致的出血。在后期病例，极度扩张的食管可压迫胸腔内器官而产生干咳、气急、发绀和声音嘶哑等。

2.贲门失弛缓症的诊断

（1）影像学检查

上消化道钡餐X线造影检查见不同程度食管扩张，食管蠕动减弱，食管末端狭窄呈"鸟嘴"状，狭窄部黏膜光滑，是贲门失弛缓症患者的典型表现（图16-1）。Henderson等将食管扩张分为3级：Ⅰ级（轻度），食管直径小于4 cm；Ⅱ级（中度），直

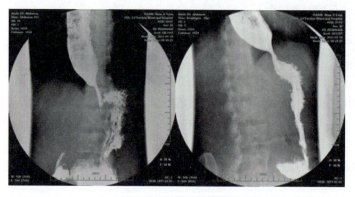

图16-1　贲门失弛缓症钡餐X线造影观察

径4~6 cm；Ⅲ级（重度），直径大于6 cm，甚至弯曲呈S形（乙状结肠型）。

CT、MRI及EUS等其他影像学检查可作为上消化道钡餐的补充，用于排除炎症、肿瘤等器质性疾病导致的假性失弛缓症。

（2）食管动力学检测

食管下端括约肌高压区的压力常为正常人的2倍以上，吞咽时下段食管和括约肌压力不下降。中上段食管腔压力亦高于正常。食管蠕动波无规律、振幅小，皮下注射氯化乙酰甲胆碱5~10 mg，有的病例食管收缩增强，中上段食管腔压力显著升高，并可引起胸骨后剧烈疼痛（图16-2）。

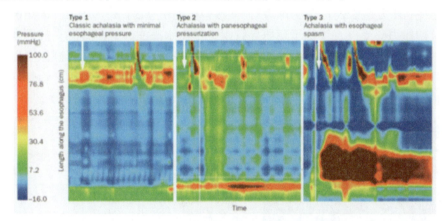

图16-2　贲门失弛缓症食管测压

（3）胃镜检查

胃镜检查可排除器质性狭窄或肿瘤。在内镜下贲门失弛缓症表现特点（图16-3）有：①大部分患者食管内见残留有中到大量的积食，多呈半流质状态覆盖管壁，且黏膜水肿增厚致使失去正常食管黏膜色泽；②食管体部见扩张，并有不同程度扭曲变形；③管壁可呈节段性收缩环，似憩室膨出；④贲门狭窄程度不等，直至完全闭锁不能通过。应注意的是，有时检查镜

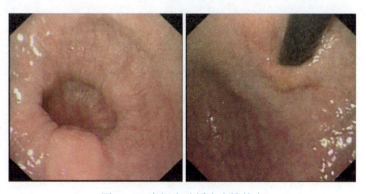

图16-3　贲门失弛缓症内镜特点

身通过贲门感知阻力不甚明显时易忽视该病。

（4）食管测压报告解读

了解食管动力功能对于食管疾病的诊断和治疗意义重大。食管测压将测压导管置于食管中，测压导管上的压力感受器可反映相应部位的压力。传统食管测压根据测压原理的不同，可分为微量水灌注测压系统和固态测压系统。水灌注测压系统大致包括测压导管、灌注泵及连接二者的压力感受装置。在灌注泵的一定压力支持下，测压导管的侧孔以一定的速度缓慢出水，导管位于食管腔内，具有一定压力的食管壁作用于出水孔，出水受到一定的阻力，此阻力传到压力感受器上被感知，从而间接得出了相应食管壁的压力。固态测压系统的压力感受点直接位于测压导管上，不需水灌注，其压力感受的原理又可细分为固态环绕电容压力感应与固态环绕液态压力感应。食管测压可以了解静息时和吞咽时食管各部分结构即上食管括约肌、食管体部、下食管括约肌和胃内的压力水平，是目前反映食管动力最直观的方法（图16-4）。

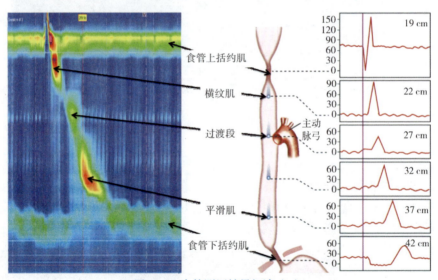

图16-4　食管测压结果解读（1）

食管测压技术发展快，在传统测压的基础上，又诞生了高分辨率测压系统，比传统测压更简洁、直观、细致、高效而准确。操作时，操作者站立在患者前方或右前方，手持测压导管，选择患者通气性较好的鼻孔轻柔地将导管插入鼻腔，当导管前端达到鼻咽部时（15 cm左右），使患者头部前倾，直至下颌碰到胸部，方便导管进入食管，进入口咽部或喉咽部后，可嘱患者饮水做吞咽动作，顺利地插入测压导管。经过口咽部时应注意观察患者反应，确保电极插入食管而非气管。

在高分辨率食管测压图中，颜色的深浅就代表了压力的高低。纵坐标刻度代表了测压导管在食管内的深度，而横坐标代表着时间。

在一次吞咽过程中，首先表现为食管上括约肌松弛，随后食管体部由近至远蠕动，最后表现为食管下括约肌松弛。在测压图（图16-5）上，就表现为代表压力高低的颜色随着时间推移不断变化。

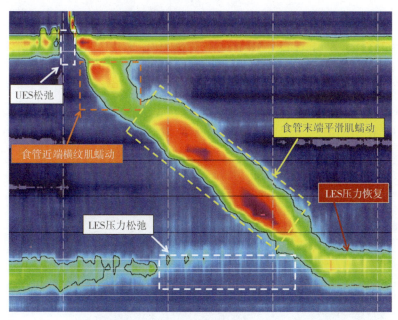

图16-5　食管测压结果解读（2）

目前，食管测压仍是诊断贲门失弛缓症的金标准，通常表现为食管平滑肌蠕动消失，食管下段括约肌（LES）松弛不全，以及往往存在的LES压力显著增高。依据高分辨率食管测压结果，贲门失弛缓症可分为三型：①无力型：LES平均松弛压≥15 mmHg，无蠕动性收缩（图16-6a）；②体部增加

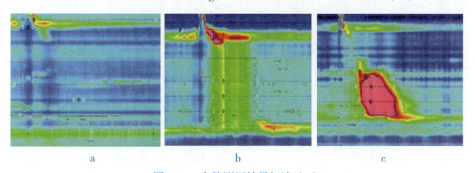

a   b   c

图16-6　食管测压结果解读（3）
a.无力型；b.体部增加型；c.痉挛高压型

型：LES平均松弛压≥15 mmHg，无蠕动性收缩，至少20%吞咽可引起全食管压力增加超过30 mmHg（图16-6b）；③痉挛高压型：LES平均松弛压≥15 mmHg，无蠕动性收缩，至少20%吞咽可引起食管痉挛（推进性收缩速度大于8 cm/s）。该分型可用于手术疗效的判断，Ⅱ型患者疗效最好，而Ⅲ型患者对手术治疗反应最差。

（5）经口内镜下肌切开术

2014年，浙江省台州市立医院内镜中心采用经口内镜下肌切开术（POEM）治疗贲门失弛缓症，取得了良好的效果。经口内镜肌切开术顾名思义即没有体表创面，经口腔胃镜下将食管下段肌肉切开，相当于传统的外科手术——Heller术。食管壁由内向外依次分为黏膜层、黏膜下层、肌层和外膜。POEM（图16-7）成功之处在于聪明地利用了隧道技术，先在黏膜层切开

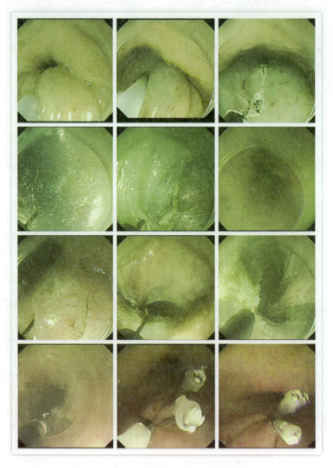

图16-7　POEM手术操作内镜图谱

一个小口子，然后利用黏膜下层疏松的结构在黏膜层和肌层间建立隧道，在隧道腔内将食管外侧肌肉切开，而不损伤黏膜，保证了食管腔的完整性。因此既达到了肌肉切开使食管出口松弛的目的，又保证了手术的安全性。相比传统的外科的Heller术，POEM具有手术创伤小、住院时间短、术后恢复快、并发症少等优点；相比其他治疗，疗效更为确切，故已逐渐成为贲门失弛缓的主要治疗方案。

专家点评：王国祥主任告诉你贲门失弛缓症的治疗效果

贲门失弛缓症，给患者带来的痛苦较大，被称为"不是肿瘤的恶性肿瘤"。患者长期吞咽困难导致体重减轻、营养不良等表现，严重者甚至同晚期肿瘤患者一样呈现恶病质表现。

患者发病初期可采用药物及传统内镜治疗。如能坚持，一般来说能获得较长期的症状缓解，但不能最终解除食管下端括约肌梗阻，疗效不肯定，复发率较高。外科Heller手术切开了食管下端括约肌，手术成功率约为80%，疗效确切，但创伤大，恢复慢，有10%~30%患者手术后发生反流性食管炎。

相比Heller术，最新的内镜微创POEM手术无皮肤切口，通过内镜下贲门环形肌层切开，最大限度地恢复食管的生理功能并减少手术的并发症，术后早期即可进食，95%的患者术后吞咽困难得到缓解，且反流性食管炎发生率低。由于POEM手术时间短，创伤小，恢复特别快，疗效可靠，"微创技术"让患者实实在在感受到医学发展所带来的益处，是目前治疗贲门失弛缓症的最佳选择。

理论上，所有确诊为贲门失弛缓症并影响生活质量者均可进行POEM手术。对于药物及传统内镜治疗效果不满意的患者，例如年轻伴有LES压力明显增高者，可尽早选择采用POEM手术治疗，以免由于食管扩张程度过重或反复内镜扩张导致纤维瘢痕形成，增加POEM手术的难度，影响成功率。对于Heller术后再次狭窄的复发患者，也可尝试通过POEM手术进行治疗。对于年龄大、病程长、近期体重减轻明显者，应警惕并发恶性疾病的可能，包括食管、贲门癌等。

贲门失弛缓症患者在术后都应定期复诊及随访。术后随访主要目的在于评估疗效，早期发现症状复发及监测远期并发症（胃食管反流等）。疗效评估通常于术后2~4周左右进行，包括主观症状评分、胃镜检查、食管测压检查等。胃镜检查可了解食管创面愈合和通过贲门口阻力状况。术后LES静息压≤10~15 mmHg是治疗长期有效的良好预测指标。食管X线钡餐造影检查可了解食管腔扩张和贲门口通畅度。

术后复发的早期发现有赖于定期、规则的症状评估。通常术后每1~2年

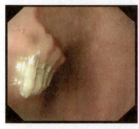
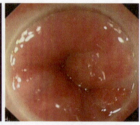

图16-8　贲门失弛缓症POEM术后内镜表现

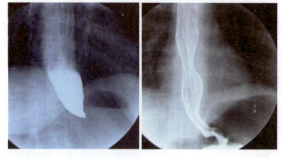

图16-9　贲门失弛缓症POEM术后X线钡餐造影表现

通过门诊或电话随访1次，进行症状评分。也可直接通过周期性客观检查来监测术后复发。对于术后复发者，可进一步进行治疗，包括再次POEM手术、内镜下球囊扩张和可回收支架置放等（图16-8、16-9）。

远期并发症主要为胃食管反流（图16-10）。由于POEM手术并不破坏食管裂孔周围结构，术后胃食管反流发生率较低，但尚需进一步随访观察。术后每1~2年应定期随访，评估有无胃灼热、反酸等反流症状，并行胃镜检查观察有无反流性食管炎发生；必要时可进行24小时食管pH监测，进一步确诊胃食管反流。对于胃食管反流者，给予PPI治疗常可以有效控制。对于年龄大、病程10~15年以上、近期体重减轻明显患者，应警惕贲门癌变的发生。

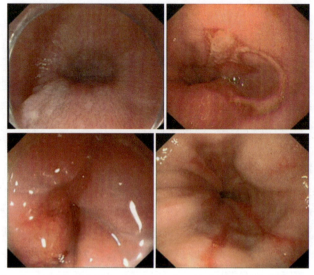

图16-10　贲门失弛缓症患者POEM术后并发胃食管反流内镜表现

第17章 食管和胃胶囊内镜检查

1.什么是胶囊内镜

"胶囊内镜"全称为"智能胶囊消化道内镜系统"，又称"医用无线内镜"。其工作原理是：受检者通过口服内置摄像与信号传输装置的智能胶囊，借助消化道蠕动使之在消化道内运动并拍摄图像，医生利用体外的图像记录仪和影像工作站，了解受检者的整个消化道情况，从而对其病情作出诊断。

主要适应证：①不明原因消化道出血；②无法解释的怀疑为肠源性的腹痛、腹泻；③克罗恩病；④不明原因的缺铁性贫血；⑤吸收功能障碍；⑥肠道易激综合征为排除小肠病变；⑦小肠肿瘤、息肉；⑧肠道寄生虫病；⑨对以下疾病治疗的监测和指导：急性胃肠道移植物抗宿主疾病，非甾体抗炎类药物的并发症，肠移植，克罗恩病随访。

禁忌证有：①胃肠道梗阻；②无手术条件者及拒绝接受任何外科手术者，这样一旦胶囊内镜滞留将无法通过手术取出；③有严重动力障碍者，包括未经治疗的贲门失弛缓症和胃轻瘫患者（除非用胃镜将胶囊送入十二指肠降部）；④患者体内如有心脏起搏器或已植入其他电子医学仪器者，因可能引起相互间信号干扰而属禁忌吞服胶囊内镜范围。

并发症：主要并发症为内镜滞留于狭窄近侧，如小肠克罗恩病、肿瘤，估计胶囊内镜在狭窄近侧的滞留率为5%，而最终需手术者还不到1%。也有的内镜潴留在食管或胃内，此类患者多为老年、长期卧床者。胶囊内镜排出延迟或滞留者，可根据滞留位置选择不同的内镜将其取出；极少数患者需行手术切除狭窄段肠段、肿瘤等梗阻部位，并将胶囊一并取出。

2.胶囊内镜痛苦吗

胶囊内镜大小犹如药物胶囊，患者吞服胶囊后不必留在医院观察，可自由活动，无任何痛苦。

3.胶囊内镜的优缺点有哪些

（1）优点：胶囊内镜检查方便：吞服胶囊内镜后患者和医生都可进行日常的工作，电池工作时间7~8小时后，取下患者腰带上的记录仪，并下载数据到电脑。医生阅读图像后作出诊断。检查过程无不适或其他致敏反应，一人一镜，用后即弃，无交叉感染。

无创伤、无导线、无痛苦、无交叉感染、不影响患者的正常工作等优点，且能动态、清楚地显示消化管道各部位，尤其是小肠，扩展了消化道检查的视野，克服了传统的插入式内镜所具有的耐受性差、不适用于年老体弱和病情危重等缺陷，可作为消化道疾病尤其是小肠疾病诊断的首选方法。

（2）不足：图像都是随机摄取的，视野有限；无论摄取图片或者阅读图片均可能漏诊。胶囊内镜可以发现病灶的大致部位和大致形态改变，但不受人为控制，无法通过调节角度进行仔细观察，且不能对病灶行活检检查；因此对胶囊内镜所见作出诊断有一定难度，需要医生耐心、细致地反复阅读图片，仔细分析，详细了解病史、体征，结合胶囊内镜所见，综合临床资料作出正确诊断，耗时较多，且与医师经验有较大关系。

4.体外操控的磁控胶囊内镜

体外操控的磁控胶囊内镜是一种可定位可控制的胶囊内镜，胶囊集成各种传感器，在独创的磁场精确控制下，使被动式胶囊内镜变为可运动的。患者吞入胶囊后，医生可以遥控胶囊在体内的运动，通过磁场技术，精确控制胶囊在体内的角度和位置，可选择各方位停留拍照，基本可做到精确检查。可控胶囊内镜同普通胶囊内镜一样，也可以在小肠内拍摄。无创检查使受检者无心理畏惧和生理不适；胶囊内镜检查无须麻醉，安全简单，省时方便；胶囊是一次性使用，安全可靠，能彻底防止交叉感染。

与传统胃镜相比，胶囊内镜的最大不足在于不能直接对可疑部位进行活检病理检查，且不能吸引胃内黏液等，可能存在观察不清。